AF495644

DU TRAITEMENT
DES RÉTRÉCISSEMENTS
DE L'URÈTHRE
PAR LA DILATATION PROGRESSIVE

PAR

T.-B. CURTIS,

Docteur en médecine de la Faculté de Paris,
Interne lauréat des hôpitaux de Paris,
Lauréat de l'Assistance publique (prix Civiale),
Membre correspondant de la Société anatomique.

TRAVAIL COURONNÉ PAR LA COMMISSION DU PRIX CIVIALE
POUR L'ANNÉE 1872.

PARIS
LIBRAIRIE J.-B. BAILLIÈRE ET FILS,
19, Rue Hautefeuille, près le boulevard Saint-Germain.

1873

TABLE DES MATIÈRES.

DU TRAITEMENT

DES

RÉTRÉCISSEMENTS DE L'URÈTHRE

PAR LA DILATATION PROGRESSIVE

AVANT-PROPOS.

Déjà le service des voies urinaires de l'hôpital Necker a fourni les matériaux d'un mémoire important sur le Traitement des rétrécissements de l'urèthre; je veux parler de l'*Etude sur l'uréthrotomie interne*, publiée en 1870 par mon ancien collègue d'internat et ami, le Dr J.-L. Reverdin. Il ne m'appartient pas de louer ce travail; il me suffira de rappeler qu'il a été couronné, en 1870, par la commission du Prix Civiale.

En voyant, par cet exemple, à quel point une étude consciencieuse et impartiale de la pratique suivie et des résultats obtenus à l'hôpital Necker, a pu être utile et fructueuse, j'ai été tenté de chercher à continuer, dans une voie collatérale, cette investigation clinique, et j'ai voulu aider à compléter, autant qu'il était en mon pouvoir de le faire, l'étude des moyens thérapeutiques dont nous disposons pour combattre les rétrécissements de l'urèthre.

Mais avant d'aborder mon sujet, qu'il me soit permis d'adresser à mon excellent maître, M. Guyon, mes remercîments sincères pour la bienveillance qu'il m'a constamment témoignée depuis que je suis son élève; c'est lui qui m'a inspiré l'idée d'entreprendre ce travail, et ses bons conseils m'ont guidé dans ma tâche.

Je me suis proposé d'étudier, dans ce travail, le moyen de traitement qui doit partager avec l'uréthrotomie interne les suffrages du corps médical, et de faire connaître les résultats fournis par la *dilatation*, telle que je l'ai moi-même vu pratiquer dans le service de mon maître, M. Guyon, telle qu'elle se dégage de l'étude des observations qui ont été accumulées par ceux qui m'ont précédé dans le service des voies urinaires fondé par feu Civiale.

Et, tout d'abord, je crains qu'il ne me soit nécessaire, jusqu'à un certain point, de me justifier d'avoir entrepris de dire quelque chose d'utile ou de neuf, sur un sujet aussi vieux que celui de la dilatation. Mon excuse, s'il m'en faut une, se tire du fait que, depuis nombre d'années, il n'est plus guère question, dès qu'il s'agit du traitement des rétrécissements, que des méthodes et procédés nouveaux, qui se disputent les suffrages des chirurgiens appelés à traiter les cas de coarctation de l'urèthre. A propos de ces nouveaux moyens, qui ont révolutionné la pratique chirurgicale (peut-être au delà de la sage mesure), en ce qui a trait aux rétrécissements, et qui ont donné lieu à tant de polémiques, il est, à vrai dire, souvent question de la dilatation, de ses prétentions et de ses droits; mais presque toujours, dans ces discussions, soit qu'elles aient lieu au sein des sociétés savantes, soit qu'elles se trouvent engagées dans les traités classiques, presque toujours, dis-je, l'attention se trouve concentrée sur la méthode nouvelle qu'il s'agit de louer ou de blâmer, toujours défense et attaque se pressent autour de l'*uréthrotomie* ou de la *divulsion*, de sorte que la dilatation, à supposer qu'elle ait encore des prétentions à maintenir, se trouve oubliée, condamnée en quelque sorte à crier dans le désert.

Pour convaincre les lecteurs de la sorte de disgrâce dont la dilatation semble menacée, malgré les nombreux partisans dont elle jouit encore, et de la nécessité qu'il y a de soumettre ses prétentions à un contrôle analogue à celui qu'on accorde si volontiers à l'uréthrotomie interne, il me suffira, je crois, de jeter un coup d'œil rapide sur les écrits des auteurs les plus compétents en pareille matière, tant traités de chirurgie générale que traités spécialement affectés aux maladies des voies urinaires.

On pourra ainsi reconnaître que la dilatation, telle qu'elle est pratiquée par ceux qui en tirent aujourd'hui le meilleur parti, entre autres, par M. Guyon, à l'hôpital Necker, par Sir H. Thompson, à Londres, et telle que la comprenait Civiale, que la dilatation, disions-nous, est incomplètement décrite dans les livres que nous avons à notre disposition, par suite, peut-être, d'une préoccupation presque constante qui entraîne les auteurs spéciaux à préconiser ou à réprouver tel procédé ou tel instrument, suivant que l'auteur se trouve ou ne se trouve pas en être l'inventeur. J'espère montrer, par quelques exemples, qu'il est à peu près impossible, par la lecture de nos ouvrages classiques, de se faire une idée nette de ce qu'est la dilatation dans ses différents modes, de déterminer quelles sont ses indications et quels sont les résultats qu'on peut espérer obtenir de son emploi.

Ce n'est pas, à vrai dire, loin de moi cette pensée, que la dilatation ne soit encore usitée à Paris, ou qu'on ne sache plus la faire; je crois, au contraire, qu'une large part des rétrécissements est traitée, et *bien traitée* par ce moyen; mais je crois que son emploi, son *modus operandi* sont réglés plutôt par une sorte de *tradition* que par les préceptes dogmatiques que recherche l'étudiant, de sorte que celui qui veut arriver à connaître la dilatation, trouve chez les praticiens, comme dans les auteurs, une telle diversité dans la pratique, qu'il lui est très-difficile de savoir ce qu'il faut en penser, et surtout comment il doit procéder pour se faire à lui-même son expérience ; en un mot, il reste encore quelque chose du fameux *gâchis* que Mayor de Lausanne décrivit autrefois avec une verve si humoristique (1), et qu'il eut la prétention de faire disparaître, en introduisant dans la pratique son malheureux procédé de la dilatation forcée.

Je vais commencer par montrer de quelle façon insuffisante la dilatation est décrite dans la grande majorité des ouvrages qui traitent des voies urinaires, et je ferai voir combien est grand le désaccord qui règne relativement à la manière de pratiquer ce traitement. Ensuite, j'aborderai le sujet de mon travail, qui reposera sur la pratique employée, et les résultats cliniques obtenus à l'hôpital Necker; profitant des faits déjà nombreux dont les notes ont été si obligeamment mises à ma disposition par M. Guyon, je dresserai la *statistique* de la dilatation, envisagée à plusieurs points de vue; et pour que le lecteur soit à même d'apprécier à leur juste valeur les faits cliniques sur lesquels mon travail sera basé, je ferai connaître, dans tous leurs détails, les procédés de dilatation qu'on a employés; en regard des préceptes formulés par M. Guyon au lit du malade et dans ses leçons à l'amphithéâtre, je placerai la description de la dilatation telle qu'elle est comprise et enseignée ailleurs.

Si la tâche que je me propose ainsi se trouve être au-dessus de mes forces, si je ne réussis pas à attendre le but que je poursuis, au moins, j'aurai la satisfaction d'avoir répondu, à défaut de voix plus autorisées, à l'appel fait, il y a déjà quelque temps, par un des champions de l'uréthrotomie les plus ardents et les mieux armés, qui répondit, lorsqu'on lui fit le reproche de ne pas opposer les chiffres aux chiffres, en discutant les mérites de l'opération qu'il préconisait : « A qui la faute? Si les partisans exclusifs de la

(1) Mayor, sur le cathétérisme simple et forcé, 1836, p. XIII.

« dilatation, au lieu de procéder par affirmations et par ré-« criminations, avaient compté les faits qu'ils ont observés, « et surtout les avaient livrés à la publicité, nous aurions « sans doute pu combler cette lacune (1). »

En entreprenant un travail sur la dilatation, je n'ai nullement en vue d'*attaquer* l'uréthrotomie, non plus que les autres méthodes de traitement rapide des rétrécissements. Pour ce qui est de l'uréthrotomie, je l'ai vue trop souvent employer dans le service des voies urinaires de l'hôpital Necker, j'ai pu trop souvent constater sa rapide efficacité et son innocuité presque absolue, pour ne pas reconnaître tous les mérites de cette méthode. Sur ce point, je souscris sans réserve aux conclusions formulées par M. Reverdin, qui, ayant à traiter la question de l'uréthrotomie interne, a su le faire avec tant de modération et d'impartialité. Aussi pourrais-je tirer la thèse que je dois soutenir du travail même de celui qui a si bien su faire valoir le mérite de l'uréthrotomie. M. Reverdin nous dit : « L'uréthrotomie est « indiquée quand la dilatation progressive est impuissante ou « nuisible. Cette proposition est si logique qu'elle peut pa-« raître naïve ; les questions à résoudre ne sont pas si sim-« ples pourtant. A quoi reconnaîtrons-nous que la dilatation « est impuissante ou nuisible, qu'elle l'est assez pour nous y « faire renoncer, et lui faire préférer une autre méthode (2)? » M. Reverdin n'a pas laissé cette question sans réponse, tant s'en faut. Au contraire, les indications de l'uréthrotomie sont aussi supérieurement traitées que le reste de son sujet. Mais je crois qu'il reste encore quelque chose à dire, en se plaçant du côté de la dilatation.

J'ai donc le dessein de décrire dans tous ses détails la *dilatation progressive*, *temporaire et permanente* comme étant la mé-

(1) M. Perrin, De la valeur clinique de l'uréthrotomie interne. Discours prononcé à la Société de chirurgie, dans les séances des 24, 31 mai et 12 juillet 1865.

(2) J. L. Reverdin, Étude sur l'uréthrotomie interne. Paris, 1871, p. 75.

thode de traitement qui est appelée à partager, avec les *méthodes de traitement rapide* (uréthrotomie interne, divulsion de Voillemier ou dilatation de Holt), la thérapeutique des rétrécissements de l'urèthre.

CHAPITRE PREMIER.

DE LA DILATATION PROGRESSIVE.

DÉFINITION. — La dilatation des rétrécissements est une méthode de traitement qui s'effectue au moyen de l'introduction, à travers le canal rétréci, d'une *série d'instruments* appropriés, dont le calibre va en croissant petit à petit, et régulièrement, depuis le commencement du traitement jusqu'à la fin.

Je ferai remarquer tout d'abord, que cette définition laisse de côté comme étant entièrement en dehors de mon sujet, tous les divers procédés de *dilatation subite*, violente, des rétrécissements (dilatation mécanique de Perrève, dilatation de Holt, divulsion de Voillemier, overdistension de Thompson). Ces procédés, qui tous consistent à restituer au canal rétréci son canal normal *subitement*, *en une seule séance*, et qui tous comportent, soit la distension mécanique, soit la déchirure violente du tissu qui constitue le rétrécissement; ces procédés, dis-je, n'ont *aucune sorte d'analogie*, sauf celle de leur désignation, avec la dilatation au moyen de sondes ou bougies en série ascendante, et je trouve que c'est une classification fautive des moyens de traitement, que celle qui range ces procédés rapides dans la même catégorie que la dilatation. Une classification plus chirurgicale serait celle qui mettrait en regard les unes et les autres, d'un côté les méthodes de traitement lent, ou *méthodes de douceur* (c'est-à-dire la dilatation dans ses divers modes), de l'autre côté, les méthodes de traitement rapide, ou *méthodes de force* (c'est-à-dire l'uréthrotomie interne, la dilatation rapide de Perrêve et de Holt, la divulsion, etc.).

Ces procédés ont tous les mêmes indications, ou peu s'en faut; et suivant le plus ou moins de zèle de leurs partisans respectifs. ou bien ils aspirent à supplanter complètement la dilatation, ou bien ils consentent à partager avec celle-ci le traitement des coarctations de l'urèthre.

Il y aurait donc avantage à classer avec l'uréthrotomie interne parmi les méthodes de *force*, tous les procédés de dilatation rapide, auxquels le nom de *divulsion*, adopté par M. Voillemier, convient parfaitement.

Division. — Dans l'introduction de tout instrument dans l'urèthre, il y a deux faits à considérer :

1° *Le passage* de l'instrument à travers le canal.

2° Son *séjour*, qui peut être à peu près nul, si on le retire aussitôt, ou plus ou moins prolongé; de là, la division de la dilatation en deux procédés distincts :

A. *Dilatation temporaire*, dans laquelle l'introduction de l'instrument est suivie à peu de délai de son retrait, et où le traitement s'effectue par le *passage* d'instruments de plus en plus volumineux, en séances qui se succèdent à des intervalles plus ou moins longs.

B. *La dilatation permanente*, dans laquelle l'instrument *séjourne* d'une manière continue dans le canal, y étant fixé *à demeure*, et n'est enlevé an bout d'un certain temps que pour être remplacé par un instrument plus volumineux.

On pourrait admettre une troisième espèce de dilatation qui serait qualifiée de *mixte*, dans laquelle l'instrument serait laissé à demeure dans le canal pendant un certain temps, de quelques minutes à une heure au plus, et serait ensuite retiré pour être remplacé à la séance suivante, le lendemain ou le surlendemain, par un instrument plus volumineux, également destiné à faire un séjour plus ou moins long. Cette pratique est celle qui parait être le plus employée en France, sous le nom de *dilatation temporaire progressive*, et elle se distingue du traitement préconisé par Sir H. Thompson, qui recommande de *retirer immédiatement* la bougie après chaque introduction. Mais il serait fastidieux de multiplier ainsi les procédés en poussant si loin les divisions; il est plus simple d'admettre que la *dilatation temporaire*, comporte un séjour de courte durée à chaque séance. Nous verrons plus loin ce qu'il faut penser de ces diverses manières de pratiquer la dilatation.

Maintenant que nous avons nettement défini le sens des termes qui doivent revenir si souvent sous notre plume dans le courant de ce travail, il nous sera permis de pénétrer au cœur de notre sujet, en commençant par l'examen critique de ce que nous fournit l'étude des principaux ouvrages où il est question du traitement des rétrécissements de l'urèthre.

CHAPITRE II.

HISTORIQUE.

On me saura gré, j'en suis sûr, de ne pas entreprendre de faire un *historique* en règle, avec étalage d'une érudition de plus ou moins bon aloi, comme il est si facile de le faire au sujet d'une question vieille comme celle qui m'occupe. Je me contenterai de renvoyer le lecteur, qui ne craint pas de remonter jusqu'aux Romains, aux traités de M. Voillemier et de Sir H. Thompson, où il pourra trouver amplement de quoi satisfaire sa curiosité, et où il pourra juger de l'ancienneté des titres de noblesse de la dilation.

Qu'il me suffise de dire que la dilatation est de tous les moyens de traitement des rétrécissements le plus ancien, qu'elle a été pratiquée avec succès de bien de façons par Desault, Boyer, Dupuytren et tous les maîtres de la chirurgie ; qu'elle a régné presque sans partage jusqu'au jour où la méthode de la *cautérisation*, prônée par Hunter et son élève Everard Home, que suivirent Lallemand et Ducamp, vint lui faire concurrence. La cautérisation a disparu ; la dilatation est restée. Mais bientôt de nouveaux adversaires vinrent lui disputer le royaume où elle avait régné jusqu'alors. *L'uréthrotomie interne*, perfectionnée par Civiale et Maisonneuve, la dilatation rapide ou *divulsion*, de Holt et de Voillemier, ont trouvé non-seulement dans les personnes de leurs inventeurs, ce qui n'aurait rien d'étonnant, mais de tous les côtés dans le corps médical, des partisans zélés qui ont voulu faire disparaître complètement la dilatation du rang des procédés utiles, tant ils trouvent aux nouveaux procédés d'efficacité et d'innocuité, tant la dilatation leur paraît offrir de désavantages.

Nous en sommes aujourd'hui à nous demander si la dilatation et l'uréthrotomie interne (on peut prendre celle-ci comme type des nouveaux procédés), doivent chercher plus longtemps à se supplanter mutuellement. N'y a-t-il pas un partage à faire entre les deux méthodes, dont chacune aurait ses *indications distinctes?* Évidemment, pour tout le monde, là est la grande question, non sans analogie avec celle qui a été si longtemps débattue au sujet des prétentions rivales de la taille et de la lithrotritie. Ici, l'accord est presque établi ; le départ des indications est à peu près fait. Puisse-t-il en être bientôt de même pour la dilatation et l'uréthrotomie interne. C'est surtout en vue de fournir des matériaux pouvant servir à résoudre cette question des indications que nous avons entrepris ce travail.

La dilatation avons-nous dit, a été pratiquée et enseignée par tous les grands maîtres de l'art de la chirurgie en France.— Voyons donc ce que peuvent nous apprendre les traités classiques, à commencer par Desault. L'ouvrage publié sous le nom de ce grand praticien par l'illustre Bichat, nous apprend bien que Desault traitait les rétrécissements de l'urèthre par la dilatation et qu'il obtenait des guérisons dont il était satisfait, mais il est impossible de savoir au juste ce qu'était cette dilatation, et comment elle était conduite.

Dupuytren (1) paraît avoir employé exclusivement la *dilatation permanente* pratiquée au moyen de bougies ou sondes à demeure. Il explique l'efficacité de ce traitement par une double action de la sonde sur les parois uréthrales rétrécies : 1° *action mécanique* consistant dans l'écartement excentrique des parois de la coarctation ; 2° *action vitale* (il insiste beaucoup sur cet élément « vital ») se traduisant par une sécrétion de mucus et de pus, et par le *dégorgement* des parties malades. Si je reproduis ici le résumé de la théorie de Depuytren relativement au mécanisme de la dilatation, c'est parce qu'il paraît avoir le premier formulé cette explication de l'action des bougies, explication, toute hypothétique, il est vrai, qui a été souvent reproduite depuis avec des variantes de peu d'importance. Dupuytren appliquait sa méthode, à peu près indistinctement, à tous les cas de rétrécissement; elle paraissait lui avoir donné des résultats surprenants, tant ses succès étaient nombreux et rapides (2).

Boyer (3) décrit assez sommairement un procédé de dilatation permanente, pratiqué au moyen de sondes ou de bougies à demeure pendant vingt-quatre heures et plus. Mais l'emploi de ce moyen ne lui donne pas la satisfaction sans mélange qu'il procurait à Dupuytren. Il parle à plusieurs reprises de la *cystite* qui peut être causée par la présence de la sonde à demeure (p. 309, 324), et il dit que « la guérison « est rare avant le troisième ou le quatrième mois, et sou-

(1) Dupuytren, Leçons orales de clin. chir. Paris, vol. III.

(2) « On peut dans tous cas, et en dix ou douze jours tout au plus, passer « de la bougie la plus fine à la sonde la plus grosse, » loc. cit., p. 166.

(3) Boyer, Traité des maladies chirurgicales, 5e édit., Paris, 1853.

« vent est-elle beaucoup plus longue (p. 310). Boyer donne une description très-écourtée de la *dilatation temporaire* avec séances quotidiennes, et séjour de la bougie pendant une demi-heure, une heure, une heure et demie (p. 330).

A Béniqué (1) revient le mérite d'avoir formulé certains préceptes très-judicieux, ayant trait à la *dilatation temporaire* sans séjour de l'instrument. Il a introduit dans la pratique l'emploi d'une série de bougies d'étain, très-exactement calibrées à intervalles de 1/6 de millimètre. Son instrument est resté, et rend de fréquents services. C'est à tort, disons-le en passant, qu'on a supposé que Béniqué avait eu recours à des instruments métalliques dans le but de vaincre les rétrécissements par la force. Il dit expressément *qu'avec des bougies trop grossièrement divisées* (id. e. calibrées à intervalles trop considérables) « on ferait à chaque « instant non pas de la dilatation mais du cathétérisme « forcé », et ailleurs il insiste beaucoup sur la nécessité d'agir *avec douceur*, *sans violence*. En somme Béniqué a assez bien compris la dilatation temporaire, justice qui lui a été rendue par M. Nélaton à l'article « *Rétrécissement de l'urèthre* » de sa pathologie chirurgicale. Il a eu le tort de ne pas préconiser autant qu'il paraît sage de le faire, l'emploi des instruments mous, qui sont infiniment mieux supportés par l'urèthre que les instruments rigides. Pour s'en convaincre de suite, on n'a qu'à essayer sur soi-même les deux genres d'instruments, et à comparer les sensations désagréables ou douloureuses qu'ils occasionnent.

Mais j'ai hâte d'en arriver aux auteurs de *traités spéciaux* et surtout aux *inventeurs* de procédés et d'instruments nouveaux. On s'attendrait à voir traiter le plus supérieurement la question qui nous occupe, par ceux qui s'occupent spécialement des maladies des voies urinaires. Mais sauf de rares exceptions auxquelles nous nous empresserons de

(1) Béniqué, Réflexions et observations sur le traitement des rétrécissements de l'urèthre, Paris, 1845.

rendre hommage, il en est tout autrement. Il est curieux et instructif de voir comment ils parlent de la dilatation, ceux qu'aveugle un amour paternel déréglé, ou qui, de propos délibéré, cherchent à ravaler la dilatation pour faire valoir d'autant les procédés dont ils sont les auteurs.

Commençons par Perrève (1). Celui-ci décrit deux procédés de dilatation qu'il appelle : 1° traitement intermittent par les bougies ou les sondes ; 2° traitement par les bougies ou les sondes à demeure. Est-il possible dans la description qu'il donne de ces deux procédés, si peu séduisants à les juger par les résultats qu'il leur attribue, est-il possible, dis-je, de reconnaître la dilatation telle que la veut une sage pratique, telle que la connaît tout esprit non aveuglé par ses préventions? Evidemment non. Si la dilatation était ce que dit Perrève, il y a longtemps que la question qui m'occupe en ce moment serait résolue ; la dilatation serait rayée de la pratique chirurgicale, et les opérations nouvelles prévaudraient sans contestation et à bon droit.

Voici ce que dit Perrève de son premier procédé de *traitement intermittent* par les sondes ou les bougies, lequel consiste en séances *quotidiennes* avec *séjour* de l'instrument de une à deux heures : « Il suit que toutes les fois qu'on « veut remplacer un numéro plus faible par un numéro « plus fort, on est obligé d'employer la violence pour fran- « chir l'obstacle. La progression forcée de la sonde est indis- « pensable, sans elle il n'est pas de dilatation intermittente « possible. »

« *Il faut donc employer la violence* » (p. 100).

Un peu plus loin, cherchant à nous rendre compte de la manière dont l'introduction des instruments dilatants doit être effectuée, nous rencontrons les expressions suivantes : « emporter de vive force un rétrécissement (p. 102) » intro- « duction violente qui entraîne deux accidents différents

(1) Perrève, Traité du rétréc. organ. de l'urèthre, Paris, 1847.

« (p. 103) ». « La violence immodérée, « dit-il encore, » pro-« duit l'arrachement complet de la partie antérieure du canal « vers un des points voisins du rétrécissement ». Et nous ne sommes pas surpris d'apprendre que ces manœuvres, ainsi décrites, donnent lieu nécessairement à des « *déchirures*, *fausses routes*, etc, » de sorte que Perrève en arrive très-logiquement à la conclusion que : « le traitement violent « dont nous nous occupons en ce moment est un traitement « plein de dangers, puisque la sonde peut y prendre indiffé-« remment de bonnes ou des mauvaises directions ».

En somme, ce que Perrève nous décrit, comme dilatation intermittente par les sondes ou bougies, n'est autre chose que le *cathétérisme forcé*, appliqué à outrance.

Son deuxième procédé consiste en un traitement par les sondes à demeure. Ici il décrit assez bien le *modus operandi*, mais il faut croire que sa pratique n'était pas conforme aux préceptes qu'il énonce, car il accuse « ce traitement *vérita-« blement incendiaire* d'occasionner des crevasses gangré-« neuses, abcès, infiltrations d'urine, ulcères énormes sui-« vis de mort ou de fistules urinaires » (p. 113). *De plus*, dit-il, ce traitement est « *toujours fort long* » car « dans les « rétrécissements un peu considérables, trois ou quatre mois « suffisent à peine ordinairement pour porter la dilatation « du canal à deux ou trois lignes de diamètre » (p. 114).

Quel contraste avec les magnifiques résultats obtenus au moyen du même traitement par Dupuytren, qui se contentait de la dilatation permanente, et s'en trouvait si bien !

Passons à Reybard (1). A son sujet je pourrais me contenter de laisser la parole à Robert, qui fut chargé, comme rapporteur de la commission du prix d'Argenteuil, d'apprécier le travail de Reybard, lauréat de ce concours. Robert

(1) Reybard, Traité pratique des rétrécissements du canal de l'urèthre, Paris, 1853.

rétablit en ces termes les droits de la dilatation, menacés par Reybard : « Toutefois, nous devons le dire les idées de « M. Reybard nous ont paru trop absolues ..... Entre l'état « aigu primitif, inflammatoire, caractérisé anatomiquement « par la rougeur et le gonflement de la membrane interne « de l'urèthre, et l'état consécutif, caractérisé par l'existence « du tissu fibroïde interstitiel, il est une période transi- « toire qui n'est plus celle de l'inflammation, et qui n'est pas « tout à fait encore celle du rétrécissement organique pro- « prement dit. Cette période est sans doute celle où l'on « peut traiter avec chance de succès les coarctations uré- « thrales, soit par la dilatation, soit même par des cautéri- « sations légères. Eh bien ! cette période ne trouve pas sa « place dans la théorie de M. Reybard ; elle a été passée par « lui sous silence, et c'est là une lacune que nous regrettons « de trouver dans son remarquable travail » (1).

Si j'ai cité textuellement les paroles de Robert ce n'est pas pour le plaisir de voir réfuter les idées de Reybard sur l'uréthrotomie interne ; ce serait aujourd'hui, ce qui s'appelle « enfoncer des portes ouvertes ». Mais Robert, à cette occasion a bien décrit, quoiqu'en peu de mots, les phases successives par lesquelles passa l'organisation des rétrécissements, et il a bien fait comprendre que les indications doivent varier suivant ces phases.

Reybard accuse la dilatation de n'être « exempte ni d'accidents, ni d'inconvénients, » et il dit, « j'espère démontrer que les succès peu durables ne sauraient élever cette méthode au rang des moyens curatifs des rétrécissements » (p. 206).

Je profite ici de l'occasion qui se présente pour faire remarquer un fait sur lequel nous aurons à revenir plus longuement ailleurs, mais qu'il peut être utile de signaler dès à présent. C'est que de l'avis des chirurgiens les plus expérimentés et les plus judicieux, aucun moyen de traitement des coarctations uréthrales ne saurait aujour-

(1) J. F. Reybard, loc. cit., Introduction, p. 18-19.

d'hui avoir la prétention d'être absolument curatif, pas plus l'uréthrotomie ou la divulsion que la dilatation. Les observateurs consciencieux doivent admettre, je crois, *l'incurabilité radicale* des rétrécissements; il n'y a guère que les inventeurs de procédés nouveaux qui se laissent entraîner par une partialité, jusqu'à un certain point excusable, à réclamer pour leur procédé particulier, une efficacité *absolue* et sans bornes, dont les faits bien observés viennent tôt ou tard démontrer la nature illusoire. Nous retrouverons ce reproche adressé à la dilatation de n'être qu'un moyen palliatif; nous aurons à établir ce qu'on doit entendre par la *guérison* des rétrécissements, et nous verrons que les autres procédés nécessitent tout autant que la dilatation *des soins consécutifs*, et que la dilation, dans les cas appropriés à son intervention, paraît donner des résultats tout aussi durables que n'importe quel autre traitement.

Reybard, dans son Traité, décrit la dilatation sous trois formes : 1° *La dilatation lente*, au moyen des bougies à demeure ; il rappelle que ce moyen était employé par Boyer, Dupuytren, Roux, Gerdy, Malgaigne, et il dit que le traitement à une durée de deux à trois mois ; 2° *la dilatation rapide*, effectuée au moyen de bougies de calibres croissants, introduites toutes les deux ou trois heures et retirées aussitôt ; 3° *la dilatation forcée* (de Mayor et de Perrève). Reybard en appréciant la valeur de ces différents procédés, déclare préférer la dilatation rapide et intermittente, appliquée de telle sorte, dit-il, «qu'au bout de quelques jours j'arrive à «des bougies de 7 à 8 millimètres de diamètre». On voit qu'on ne peut pas reprocher à la dilatation mise en œuvre comme il le conseille, de procéder avec trop de lenteur ! Voici le revers de la médaille : « Mais le plus souvent les « parois des rétrécissements dont j'ai agrandi l'ouverture « d'une manière aussi prompte n'ont cédé à cette extension « qu'après s'être déchirés ; » cette déchirure se reconnaît « à la douleur cuisante éprouvée par le malade, et au sen-

« timent de rupture, de déchirure avec légère hémorrhagie ». (p. 228, 237). Notons bien qu'il ne s'agit pas de la dilatation forcée !

En voilà plus qu'il n'en faut pour convaincre le lecteur que ce n'est pas chez Reybard qu'il pourra apprendre comment la dilatation doit être pratiquée.

Un des traités les plus récents sur les maladies des voies urinaires est celui de M. Voillemier (1). Nous le trouverons plus indulgent pour la dilatation que ses prédécesseurs.

M. Voillemier donne une division de la dilatation en plusieurs procédés, division basée sur la physiologie pathologique des rétrécissements. Reprenant les idées de Hunter et de Dupuytren sur les éléments *mécanique* et *vital* qui entrent dans l'action exercée par les bougies sur les parois uréthrales rétrécies, il fait une analyse très-détaillée et très-clairement exposée des phénomènes qui se passent dans l'urèthre sous l'influence de la présence du corps étranger que constitue la bougie à demeure, et il fait voir la nature *inflammatoire* du processus curatif institué par la pression de ce corps étranger. Cette inflammation des tissus morbides qui composent la coarctation serait ou *atrophique* ou *ulcérative*, selon qu'elle est poussée plus ou moins loin, par une compression plus ou moins intense. De plus, M. Voillemier fait la part de l'action purement *mécanique* des bougies à demeure.

Suivant ces données, M. Voillemier décrit deux sortes de dilatation : 1° *la dilatation inflammatoire* pratiquée au moyen de bougies à demeure, et divisée en *atrophique* et *ulcérative*, selon que le processus destructif est porté plus ou moins loin sous l'influence de bougies plus ou moins grosses par rapport au calibre du canal, et par conséquent plus ou moins *serrées* par le rétrécissement ; 2° *la dilatation mécanique*, qui comprend comme autant de variétés ; *le cathétérisme forcé*,

(1) Voillemier, Traité des maladies des voies urinaires, Paris 1868.

la dilatation forcée (Mayor); *la dilatation rapide* (Perrève); *la divulsion*, *la dilatation brusque sur conducteur*, *les injections forcées*, et enfin un procédé qu'on est un peu étonné de trouver en pareille compagnie, *la dilatation mécanique lente* (de Béniqué).

La dilatation inflammatoire atrophique de M. Voillemier est la dilatation permanente de la plupart des auteurs, avec sonde à demeure. Le procédé est bien décrit avec tous les phénomènes qui peuvent se présenter dans le cours de son application. Quant aux accidents auxquels il peut donner lieu « il faut avouer dit M. Voillemier, et nous prenons acte de cette loyale concession, « qu'ils sont presque toujours le « résultat d'une dilatation mal faite ou d'imprudences com- « mises par le malade » (p. 169). De tous les procédés de dilatation proprement dite (en évitant de comprendre parmi eux la divulsion, comme le fait M. Voillemier), c'est celui-ci auquel l'auteur donne la préférence (p. 211). Son inconvénient le plus positif serait la durée du traitement qui, pour le rétrécissement le plus simple, serait d'environ un mois (p. 169).

Mais *la dilatation temporaire* au moyen des bougies molles, telle que nous l'avons définie, et qui est, sans aucun conteste, le procédé de dilatation le plus souvent employé aujourd'hui en France comme en Angleterre, qu'en dit M. Voillemier? Rien, à moins qu'on ne consente à la reconnaître dans le procédé auquel il donne le nom de « dilatation « mécanique lente » ou « procédé de Béniqué. » Celui-ci « consiste à passer dans l'uréthre, sans les laisser à demeure « des cathéters de métal dont on augmente progressivement « le volume. A la rigueur on pourrait se servir pour prati- « quer cette dilatation de bougies de cire, de gomme élas- « tique, de gutta percha, etc.; mais elles sont trop peu con- « sistantes pour vaincre la résistance de certains rétrécisse- « ments, et difficiles à graduer exactement. Les instruments « d'étain, de maillechort ou d'argent sont préférables (p. 207).

« Quand le rétrécissement est très-étroit il faut nécessairement « le dilater afin de pouvoir introduire le plus petit des ca- « théters qui a 4 millimètres de diamètre. Mais alors même « que la voie est assez large, on doit encore laisser des « bougies à demeure dans le canal pendant quelque temps, « comme si l'on voulait pratiquer la dilatation inflammatoire « lente. » (p. 209)

M. Voillemier conclut ainsi : « La dilatation mécanique « lente de Béniqué est un procédé insuffisant à lui seul, « mais il est d'une très grande utilité pour achever le trai- « tement des rétrécissements et assurer leur guérison en « produisant l'atrophie lente de leurs éléments contractiles. » (p. 212).

Ailleurs (p. 199, 200, 204) M. Voillemier recommande d'employer la dilatation au moyen des bougies métalliques de Béniqué comme traitement consécutif, après la *divulsion*, pour « *calibrer*, dit-il, *le canal.* » Voilà, pour M. Voillemier (1), tout le parti qu'on peut tirer de la dilatation temporaire, à juger par ce que contient sur ce sujet son traité des maladies des voies urinaires.

Un ouvrage encore plus récent est celui de M. Reliquet (2). Celui-ci adopte la division en *dilatation temporaire progressive* et *dilatation par les sondes à demeure.* Le premier procédé consisterait, pour lui, dans l'introduction tous les jours, tous les deux jours, de bougies en gomme ou en étain, de plus en plus volumineuses, en ne les laissant séjourner qu'un temps très court, un quart d'heure au plus. Il conseille d'éviter d'employer la moindre force et d'avoir recours aux instruments métalliques lorsque le calibre des bougies aura atteint un diamètre de 3 ou 4 millimètres. Voilà à peu

(1) Cependant M. Voillemier s'est montré plus favorable à la dilatation (temporaire?) à une autre occasion. A la Société de chirurgie, lors de la discussion déjà citée, il dit : « Or, je puis affirmer aujourd'hui, comme il y a dix ans, que la dilatation donne des résultats très-satisfaisants. »

(2) Reliquet, Traité des opérations des voies urinaires, Paris, 1871.

près tous les renseignements qu'on trouve au sujet de la dilatation temporaire. La dilatation par les sondes à demeure est décrite d'une façon également sommaire. Il n'est presque pas question des phénomènes qui résultent de la présence d'un instrument dans l'urèthre. La dilatation par la simple introduction des bougies sans séjour n'est pas mentionnée. Le malade doit-il garder le lit pendant le cours du traitement? Quels sont les soins généraux qu'on peut associer utilement à la dilatation? Autant de questions utiles à résoudre et qui ne trouvent pas de place dans le court chapitre que l'auteur consacre à ce sujet.

D'autre part, les indications de la dilatation et de l'uréthrotomie, quoique très succintement présentées, nous paraissent bien comprises; elles sont à peu près celles qui sont posées par M. Reverdin dans son travail sur l'uréthrotomie. En somme, le chapitre consacré à la dilatation par M. Reliquet contient des renseignements utiles, mais il est trop condensé pour que le lecteur puisse y trouver des préceptes qui suffisent à le mettre à même de pratiquer ce procédé de traitement.

Une voix très-autorisée aujourd'hui en Angleterre sur la question du traitement des rétrécissements uréthraux est celle de M. Holt (1). Pour ce qui est de sa pratique personnelle, il paraît avoir complètement abandonné la dilatation lente, sauf comme traitement consécutif et accessoire, employé consécutivement à la dilatation rapide par son procédé. Voici ce qu'il pense de la dilatation lente et les motifs pour lesquels il voudrait généraliser l'emploi de son procédé de traitement immédiat.

« De bonne heure je remarquai les défauts qui régnaient « dans le traitement des rétrécissements. Je ne pus manquer « d'être frappé de la lenteur du traitement par la dilatation

(1) Barnard Holt, On the immédiate treatment of stricture of the urethra, 3d édition. London, 1868.

« ordinaire qui exige bien des mois (« many months ») avant « qu'un instrument de grosseur moyenne puisse être intro« duit dans la vessie; je vis aussi que lorsque la dilatation « était accomplie, la contraction récidivait généralement de « manière à nécessiter des soins chirurgicaux continuels. » (p. 3, 4).

Il est difficile de ne pas être frappé de l'esprit prévenu avec lequel la dilatation est traitée par le chirurgien ingénieux auquel, avec Perrève, la science doit la dilatation rapide des rétrécissements.

Mais j'ai hâte de terminer la tâche ingrate que j'ai cru devoir m'imposer de passer en revue les principaux traités auxquels on pourrait être tenté d'avoir recours pour connaître dans tous ses détails la thérapeutique des rétrécissements de l'urèthre, et je crois que le lecteur, à supposer qu'il ait eu la patience de me suivre dans cette analyse aride, me saura gré d'y mettre un terme. Il me reste à parler de deux auteurs qui ont été à la hauteur de leur réputation, en traitant du sujet qui m'occupe. Je veux parler de Civiale et de Sir H. Thompson.

Civiale (1), quoiqu'inventeur d'un instrument pour le traitement immédiat des rétrécissements, *quoique inventeur*, je le répète, tant il y a matière à être surpris, a su reconnaître que la dilatation pouvait rendre des services. « Redisons « encore une fois, dit-il, que les praticiens de tous les pays « reconnaissent que la dilatation, (c'est de la dilatation tem« poraire qu'il entend parler) convenablement exercée est « la plus efficace de toutes les méthodes, dans la majorité « des cas » (1). Ailleurs en parlant du même procédé il dit : « Le traitement par ce moyen, est simple, facile, peu dou« loureux, et produit des résultats d'autant plus certains et « durables qu'on a agi avec plus de lenteur et de ménage« ment. Il mérite à tous égards, la préférence qu'on lui

(1) Civiale, Traité pratique sur les maladies des organes génito-urinaires, Paris 1858, t. I, p. 528.

« accorde unanimement, et le titre de méthode générale « qui lui est acquis » (p. 544).

Je dois dire que Civiale semble avoir *parfaitement décrit et apprécié la dilatation*; il lui consacre des développements très minutieux; il décrit dans tous ses détails le modus operandi, et les précautions qu'on doit adopter; il signale tous les écueils du traitement et tous les accidents auxquels il peut donner lieu lorsqu'il est appliqué d'une manière maladroite ou intempestive; les indications sont également très sagement réparties entre la dilatation temporaire et l'uréthrotomie interne de dedans en dehors, suivant le procédé de l'auteur.

Je me risquerai cependant à faire une réserve au point de vue de l'utilité générale et didactique, de l'ouvrage de Civiale. Il me semble qu'il y règne un certain manque d'ordre qui risque de dérouter l'attention du lecteur qui est désireux de se renseigner sur un point donné et en vue de préceptes pratiques; de plus, l'auteur emporté sans cesse par sa vigoureuse personnalité, se livre à des discussions qui frisent la polémique, et qui rendent la lecture de cet ouvrage parfois fatigante.

Mais, je dois l'avouer, il y aurait peu de chose à ajouter à ce que dit Civiale, n'était-ce que de nouvelles prétentions se sont produites depuis la publication de son livre, prétentions exagérées je crois, qui remettent en litige la question non seulement des indications de la dilatation, mais même de son existence : témoin, la discussion qui eut lieu en 1865 à la société de chirurgie.

Sir Henry Thompson (1) dans ses diverses publications,

(1) Sir Henry Thompson. The Pathology and treatment of stricture of the urethra, and urinary fistulae, London, 1869, 3e édit.

Idem, Clinical lectures on diseases of the Urinary Organs, London, 3e édit. 1873.

Idem, Stricture of the urethra in Holmes system of surgery, London, 2e edit., 1870, vol. IV.

et surtout dans son admirable ouvrage sur les rétrécissements de l'urèthre a supérieurement traité la question de la thérapeutique des coarctations uréthrales à tous les points de vue; il est impossible d'être à la fois plus succinct et plus minutieusement complet qu'il ne l'est sur la dilatation, comme sur les autres parties de son sujet. Qu'il me suffise de dire ici, que les préceptes qu'il énonce sont très conformes à ceux que donne Civiale, tout en étant présentés sous un jour plus favorable, et que c'est à Civiale et à lui que j'aurai à faire les principaux emprunts qui devront servir à compléter ou à corroborer les notions puisées à l'enseignement de mon maître M. Guyon.

CHAPITRE III.

DILATATION TEMPORAIRE.

1° Description des instruments : Pour la dilatation temporaire qui s'effectue par le simple *passage* des instruments à travers le canal rétréci, les *bougies* conviennent beaucoup mieux que les sondes, ces dernières étant munies d'yeux dont les bords présentent toujours des aspérités plus ou moins prononcées.

On peut se servir de bougies molles ou de bougies rigides; celles qui rendent le plus de services et qui sont le mieux tolérées par les malades, sont les *bougies* en *gomme*, qu'on doit choisir bien *souples*. Dans certains cas spéciaux, sur lesquels nous aurons à revenir, les bougies en *cire* peuvent être utiles; les fines bougies de *baleine* ont également parfois leur utilité dès le début du traitement pour quelques rétrécissements étroits et difficiles à franchir. On se sert souvent, surtout à la fin du traitement, lorsque le canal a acquis un certain calibre par suite des progrès de la dilatation, de *bou-*

gies métalliques, en étain, dites de *Béniqué*. Ces instruments sont trop connus pour que j'aie à les décrire, j'aurai du reste à revenir sur leur emploi, et je dirai alors quelles sont les qualités qui peuvent parfois les faire préférer par le chirurgien.

La bougie en gomme bien lisse et bien souple est donc l'instrument le plus convenable pour la dilatation : quant à la *forme* de la bougie, le corps doit être cylindrique, et l'extrémité *conique*, se terminant par un léger renflement olivaire. Tous ces détails ont leur importance : la tige de l'instrument a une forme cylindrique jusqu'à une distance de 5 à 6 centimètres du bec; c'est cette partie qui doit pénétrer à travers le point rétréci à la suite de l'extrémité conique, effilée, fine et souple. Celle-ci, devançant le reste de l'instrument, et se prêtant, grâce à sa souplesse, aux moindres méandres du canal, s'insinue à travers la coarctation, et refoule doucement ses parois. Enfin, l'olive terminale émousse l'extrémité de l'instrument, et réduit à un minimum la possibilité de léser la muqueuse, dans le cas où la pointe de l'instrument se trouverait accrochée au passage par une saillie ou un repli.

2° Introduction des bougies. — En supposant que le chirurgien qui se trouve en face d'un cas de rétrécissement de l'urèthre ait examiné complètement son malade, tant au point de vue de l'état général que de l'état local; qu'il ait exploré le canal selon les règles, et qu'il ait reconnu le nombre, la situation, le calibre des points rétrécis; que les indications recueillies lui permettent d'instituer le traitement par la dilatation temporaire, comment doit-il s'y prendre? Pour la commodité de la description, nous supposerons d'abord un *cas simple* et facile; ensuite nous verrons comment on doit se comporter vis-à-vis d'un *cas difficile*.

Le point du canal le plus étroit ayant un calibre donné, et bien exactement déterminé, le chirurgien prenant ce calibre comme *point de départ* du traitement, commence par faire pénétrer à travers le rétrécissement une bougie de gomme ayant un calibre un peu inférieur à celui que présente la coarctation.

A cet effet, se plaçant soit à gauche, soit à droite du malade, qui doit être couché sur un lit ou sur un canapé, le chirurgien prend la verge du malade au niveau de la couronne du gland entre les doigts médius et annulaire, entr'ouvre le méat avec le pouce et l'index, et tire légèrement la verge dans une direction verticale, en l'allongeant un peu, de manière à rendre rectiligne la portion libre du canal et à effacer les plis que pourrait présenter la muqueuse uréthrale. En même temps il prend la bougie de la main droite en la tenant légèrement entre les extrémités des doigts, de manière à tirer le plus de profit de la sensibilité tactile, et il insinue l'instrument à travers le méat.

Ici il y a une précaution à prendre : règle générale, la bougie molle n'a pas besoin d'être *guidée*; on n'a qu'à la pousser *très doucement* et elle avance toute seule en trouvant d'elle-même le chemin, pourvu que celui-ci ne présente pas de détours trop brusques, et pourvu que la pointe de l'instrument n'aille pas s'égarer dans des lacunes ou des fausses routes. Mais à l'entrée du canal, *on doit diriger l'extrémité de la bougie* vers la paroi inférieure du canal afin d'éviter qu'elle n'aille s'arrêter dans la *valvule de Guérin*, qui est connue de tout le monde, et à laquelle il faut toujours songer au moment où on introduit dans l'urèthre un instrument à extrémité quelque peu effilée.

Une fois que la bougie a dépassé la fosse naviculaire, on cesse, par suite de sa souplesse, d'en être entièrement le maître; on n'est plus libre que de la faire avancer ou reculer. Il s'agit donc de la pousser doucement jusque dans la vessie, ou plutôt jusqu'au-delà de la portion membraneuse du canal. Dans la plupart des cas simples, si le calibre de l'instrument est approprié à celui de l'urèthre rétréci, l'introduction se fait sans qu'on rencontre d'obstacle autre qu'une résistance si légère qu'il suffit d'une *douce pression continue* pour en venir à bout.

Quel *degré de force* peut-on employer? Il est impossible de répondre d'une façon catégorique à cette question, car nous n'avons aucun moyen de mensuration qui puisse s'appliquer à la détermination d'une force de ce genre. La plupart des auteurs pour résoudre la question, nous disent qu'il ne faut employer *aucune force.* Il est évident que cette expression est exagérée, quoique bien faite pour inculquer une salutaire prudence. Il faut nous contenter de recommander l'emploi d'une *pression continue*, régulière et douce, qui exclut tout ce qui pourait être qualifié de *violence.* Voici cependant un criterium assez ingénieux, qui donnera peut-être à ce sujet, une notion un peu moins vague. J'ai entendu dire à un chirurgien particulièrement compétent en cette matière que lorsqu'on voit pratiquer le cathétérisme, on peut affirmer que l'opérateur est en train de déployer un degré de force qui dépasse la juste mesure, si les *ongles* des doigts qui tiennent l'instrument viennent à *pâlir sous l'influence de la pression contre la tige.* Pour faire l'expérience de ce moyen de contrôle et pour s'exercer au maniement des bougies, il suffira de pousser une bougie, un porte-plume ou une tige quelconque, à travers la main gauche fermée, en notant bien la coloration des ongles qui est rosée lorsque la main est au repos. On pourra ainsi se convaincre qu'il suffit d'une *pression très légère* pour faire pâlir les ongles, et on jugera par là de la douceur avec laquelle les bougies doivent être maniées, de l'avis de l'un des praticiens les plus habiles au cathétérisme.

La bougie, une fois introduite, devra être immédiatement retirée, pour céder la place à une autre bougie plus volumineuse d'un numéro de la filière Charrière, c'est-à-dire, ayant un diamètre supérieur d'un tiers de millimètre à celui de la bougie précédente. Cependant, si la première bougie, avait paru être quelque peu *serrée* par le rétrécissement, il faudrait en rester là pour la première séance, car dans ce cas, l'introduction d'une bougie plus volumineuse exigerait l'emploi de la force, et exposerait à des accidents dont nous aurons à parler plus loin. Mais si la première bougie avait pénétré avac une grande facilité, il serait permis d'en introduire successivement d'autres de plus en plus fortes, jusqu'à ce qu'on eût atteint la limite imposée par le calibre de la coarctation et par la résistance de ses parois.

Il peut arriver, même dans les cas les plus faciles et les plus simples, que la bougie se trouve subitement *arrêtée* au milieu de son progrès à travers l'urèthre. L'opérateur sent un obstacle qui l'arrête net. Est-ce parce que la pointe de son instrument est devant l'orifice d'un rétrécissement plus ou moins annulaire, et suffira-t-il d'une *pression continue*, douce et régulière, pour la faire pénétrer dans la coarctation, en refoulant excentriquement ses parois, ou bien, la pointe de la bougie est-elle engagée dans une lacune méthrale, ou accrochée par un repli de la muqueuse? Dans la seconde hypothese, la bougie sous l'influence d'une pression *douce* et *continue* pourra bien traverser la muqueuse qui tapisse le fond de la lacune, et on aura ajouté au rétrécissement qu'on s'était chargé de guérir, la complication d'une *fausse route*. Comment reconnaître ce qui en est? Par une manœuvre qui consiste à retirer doucement la bougie de quelques millimètres seulement, en observant bien les sensations qu'on recueille pendant cette manœuvre. Si l'extrémité de l'instrument est engagée dans l'orifice du rétrécissement, et si c'est une légère résistance opérée par celle-ci qui a été cause de l'arrêt, on sentira que la bougie est *tenue* et plus ou moins *serrée*; si au contraire, on n'éprouve aucune sorte de résistance lorsqu'on veut la retirer, c'est qu'elle buttait contre un repli, ou que sa pointe avait pénétré dans une lacune. Ce moyen de diagnostic est infaillible, une fois que la main de l'opérateur a appris à distinguer la sensation que communique une *bougie engagée et tenue par un rétrécissement*.

Je viens de décrire la manière dont on doit se comporter vis-à-vis d'un cas facile. Comme exemple de cas *difficiles*, je prendrai celui qui l'est le plus, c'est-à-dire le cas d'un *rétrécissement en apparence infranchissable*, ou, *très-difficile* à franchir.

L'important ici est d'arriver à faire pénétrer une bougie à travers le canal. Dès qu'on aura pu réussir à placer une bougie dans l'urèthre, on sera maître du rétrécissement. Si le malade est en proie à la rétention d'urine, la bougie, loin d'être un obstacle de plus à la miction comme on serait tenté de le croire, permettra l'écoulement de l'urine, et la vessie pourra se vider. On pourra alors procéder au traitement du rétrécissement, soit par la dilatation, soit par une des méthodes de force, uréthrotomie ou divulsion; dans tous les cas, le premier pas à faire est le même : il consiste à faire pénétrer une bougie.

Le chirurgien s'armera de patience; il multipliera les essais en variant de toutes les manières la traction de la verge et les manipulations des parties molles périphériques de l'urèthre; mais surtout il résistera à la *tentation d'avoir recours à la force*, et il devra, jusqu'à la fin de la séance, se surveiller attentivement à cet effet. Souvent par suite de la fatigue croissante que cause une séance de cathétérisme un peu prolongée, l'attention et les sens du chirurgien finissent par se lasser, plus encore que ses muscles ; le *sens du toucher* et le *sens musculaire* perdent leur délicatesse, et le chirurgien est alors exposé à employer un excès de force dont il est inconscient, s'il n'est pas prémuni d'avance contre le danger.

Comme exemple de ce que peut la patience, nous rappellerons que Civiale a une fois mis *quatre heures* à arriver jusque dans la vessie (vol. I, p. 243). Mais il n'y a qu'un cas urgent de rétention d'urine complète, qui puisse nécessiter des efforts aussi prolongés. Le cas n'est jamais très-pressant quand il ne s'agit que d'instituer le traitement par la dilatation ; aussi dans ce cas, vaudra-t-il mieux, après une séance un peu prolongée, ayant atteint une durée, mettons d'une demi-heure, renvoyer le malade à son lit en lui prescrivant tous les soins généraux et locaux propres à prévenir la production d'accidents fébriles et phlegmasiques.

Si l'introduction de la bougie, à supposer qu'on ait finalement réussi à la faire pénétrer, a été *très-difficile*, très-laborieuse, et à supposer qu'on ait encore cependant l'intention d'essayer le traitement par la dilatation, doit-on retirer l'instrument au risque de rencontrer les mêmes difficultés à la séance suivante? Non, de l'avis de presque tous les auteurs, Civiale, Voillemier, Thompson, etc., comme de mon maître M. Guyon, il convient de laisser cette bougie à *demeure* pendant un, deux ou trois jours; alors, lorsqu'on aura, par la *dilatation permanente*, augmenté rapidement de plusieurs numéros de la filière, le calibre de la coarctation, on pourra retirer la bougie à demeure, et poursuivre le traitement intermittent, suivant les règles ordinaires. Quand bien même l'instrument qu'on aurait réussi à introduire à force d'adresse et de patience serait une bougie en baleine, ou une fine sonde en argent, la conduite à tenir serait la même.

Mais si le rétrécissement, par suite de son excessive étroitesse, ou, par suite de la *déviation* de son orifice en dehors de l'axe du canal, ce qui est bien plus fréquemment la cause de l'imperméabilité, si dis-je, le rétrécissement élude toutes les tentatives de cathétérisme, que faire? Divers moyens doivent être tentés avant qu'on ne soit en droit d'abandonner la partie pour avoir recours soit à l'*expectation* simple, aidée de soins généraux si le malade urine encore, soit à la *ponction capillaire* de la vessie, qui serait indiquée si la rétention était complète. Ce serait sortir de mon sujet que d'entrer dans de très-longs développements relativement au cas que nous supposons; cependant je crois qu'il me sera permis de mentionner quelques expédients que j'ai vu employer avec succès par M. Guyon dans des cas analogues.

S'il s'agit d'un rétrécissement *très-étroit* ou légèrement *dévié*, et si l'on a du temps devant soi, un moyen depuis longtemps connu (employé par Desault, Dupuytren, Civiale, Thompson, Guyon, etc.) consiste dans l'introduction *jusqu'à l'obstacle* d'une bougie assez volumineuse, à extrémité arrondie ; les bougies molles en cire conviennent parfaitement à cet emploi. On pousse la bougie *contre le rétrécissement*, et on la laisse à *demeure* pendant quelque temps, d'une demi-heure à plusieurs heures. Lorsqu'on vient à la retirer, deux résultats avantageux peuvent généralement être constatés : d'abord, presque toujours le malade urine à plus gros jet et plus abondamment qu'avant l'introduction de la bougie, et cela, sans que celle-ci ait même été engagée dans la coarctation (voir Thompson; On stricture, p. 164). Beaucoup de malades porteurs d'anciens rétrécissements qui croient savoir se sonder et qui se targuent d'une adresse égale à celle du chirurgien, ne font pas autrement et facilitent beaucoup ainsi la miction.

Le deuxième résultat nous intéresse davantage; souvent il arrive qu'immédiatement après le retrait de la bougie molle, le rétrécissement consente à se laisser traverser par une bougie appropriée à son calibre. Quel est le mécanisme de cette action de la bougie sur le rétrécissement, action qui s'exercerait pour ainsi dire à distance, puisque l'instrument n'est pas engagé dans la coarctation? S'agit-il d'un *spasme de l'uréthre* qui serait vaincu à la longue par la présence du corps étranger? C'est l'opinion de Civiale (vol. I, p. 199). Faut-il admettre l'existence d'une *action vitale*, comme le veut Dupuytren (*Leçons orales*, vol. III, p. 146), dont le mode d'action échapperait à l'analyse et qui aurait pour effet de produire le dégorgement des parties malades? Ou bien ne s'agirait-il pas d'une simple *action mécanique*, de refoulement excentrique des parois uréthrales épaissies et indurées? M. Guyon penche pour cette dernière explication qui a beaucoup de vraisemblance.

Un autre moyen à essayer, surtout si on soupçonne une *déviation* du canal, consiste dans l'emploi de bougies fines, crochues ou *tortillées* à leur extrémité, de la façon préconisée par Benjamin Bell et par Leroy (d'Etiolles). Qu'on me permette de signaler ici un moyen de donner en quelques minutes aux bougies fines flexibles, une extrémité d'une courbure voulue, et en même temps une rigidité comparable à celle de la baleine. Ce moyen consiste simplement à courber ou à plier l'extrémité de la bougie de manière à lui donner pour un moment la forme voulue, en crochet, en spirale, en baïonnette; puis à la tremper à une profondeur de quelques centimètres dans du *collodion* (1), à deux ou trois reprises, en laissant sécher après chaque immersion. Au bout de quelques minutes, le collodion sera sec, et l'extrémité de la bougie ainsi traitée conservera indéfiniment la position qu'on lui aura donnée, sans se laisser déformer ou altérer par l'action de la chaleur ou de l'humidité de l'urèthre; cet enduit de collodion résiste aussi très-bien à l'urine, même pendant un séjour prolongé.

(1) Une autre application du collodion consiste à l'employer d'une façon analogue pour donner de la rigidité à la portion pénienne des *sondes de caoutchouc vulcanisé* qu'on veut laisser à demeure dans la vessie. On sait que ces sondes, qui en vertu de leur souplesse sont le mieux tolérées par l'urèthre et la vessie, ont, par suite de cette même souplesse, une grande tendance à s'échapper du canal. Pour appliquer le collodion il suffit de tremper l'extrémité libre de la sonde en caoutchouc à deux ou trois reprises dans un flacon ou mieux dans un tube à urine plein de collodion; il faut que l'on puisse tremper la sonde à une profondeur de quatre ou cinq travers de doigt, et pendant cette petite opération il faut qu'elle soit maintenue rectiligne au moyen d'un mandrin, qu'on retirera lorsque le collodion sera bien sec; le mandrin sert en même temps à boucher la lumière de la sonde, et à empêcher le collodion d'y pénétrer.

Voyez Eléments de Chirurgie clinique de J. C. Felix Guyon. J. B. Baillière et fils, 1873, p. 404 et 415.

A l'aide de ces *bougies crochues* à angle obtus ou en baïonnette, on réussit souvent après quelques tâtonnements à engager l'extrémité de l'instrument dans la lumière déviée de la coarctation. Si alors on laisse *l'instrument à demeure pendant un ou deux jours*, il est très-possible que *la déviation se sera effacée*, de sorte que la dilatation pourra être instituée sans que les premières difficultés se renouvellent.

3° *Dosage des bougies.* Nous pouvons maintenant admettre que le canal rétréci est assez facilement perméable, et que rien ne s'oppose à ce que le traitement soit régulièrement poursuivi; comment doit-on s'y prendre pour le continuer?

L'emploi des bougies, comparables en cela à un médicament, comme le fait remarquer M. Guyon, demande à être soumis à un *dosage* régulier. Tant au point de vue du *calibre* des bougies et de la *durée de leur séjour* à chaque introduction, que de la *fréquence des séances*, l'application des bougies doit être dosée.

a. Calibre des bougies. — On doit proportionner le diamètre des bougies à la *largeur du canal* (celle-ci ayant été déterminée par l'exploration initiale sur laquelle le diagnostic a été fondé) et au *degré de résistance* opposé par le canal au passage des instruments. A cet effet, on doit être muni d'un *jeu de bougies* très-complet, s'étendant depuis le 0 de la filière Charrière, numéro qui représente un diamètre d'un tiers de millimètre, jusqu'au n° 30 qui a 10 millimètres de diamètre; cependant on emploiera rarement des bougies qui aient plus de 7 à 8 millimètres (n°° 21 à 24).

Une précaution à prendre consiste à être muni d'une filière et à *vérifier soi-même* le calibre de chaque bougie avant de l'employer, et cela pour deux raisons: d'abord les bougies sont souvent fort mal classées par le fabricant; ensuite dans le même numéro, on peut avoir des bougies qui atteignent à peine ou dépassent légèrement le numéro de la filière auquel elles appartiennent. On sait que la filière Charrière progresse par tiers de millimètre, ce qui parait devoir constituer une succession tres-graduelle, et à peine sensible. Eh bien! souvent il arrive, on a peine à le croire sans l'avoir vu, qu'un rétrécissement qui se laisse traverser *facilement* par une bougie d'un numéro donné, refuse le passage à une bougie supérieure *d'un numéro* seulement à celle qui vient de passer. Il y a des cas où la dilatation s'effectue d'une manière satisfaisante, et où cependant la progression des diamètres des bougies par tiers de millimètre n'en est pas assez graduelle pour que l'urèthre s'en accommode.

Béniqué avait reconnu ce fait, et c'est pour cela qu'il a imaginé sa série de bougies en étain, très exactement calibrées, dont le diamètre va en augmentant par *sixièmes de millimètre*. Mais avec la filière Charrière, en choisissant des numéros *forts* et *faibles*, c'est-à-dire, intermédiaires aux diamètres numérotés, on peut calibrer soi-même les bougies de gomme de manière à constituer une série aussi riche que celle de Béniqué.

b. Durée du séjour. — Chaque séance doit commencer par la *réintroduction* de la bougie dont l'emploi a clos la séance précédente. L'instrument plus faible, dit Thompson, doit servir *d'avant-courrier* à l'instrument plus fort. Sitôt introduite, on retire cette bougie qui vient de traverser le rétrécissement pour la deuxième fois, et on procède à l'introduction d'une bougie d'un numéro au-dessus ; si celle-ci passe avec une grande facilité, on en prendra une troisième. En un mot, on continuera à introduire successivement des bougies de plus en plus fortes, en se conformant au précepte relatif à la douceur des manœuvres, jusqu'à ce qu'on rencontre un degré de résistance qui avertit que la limite est atteinte.

Le plus souvent, il faut le dire, on ne pourra guère progresser à chaque séance de plus d'un numéro, un numéro et demi, deux numéros au plus de la filière Charrière. Si par désir de faire *marcher rapidement* la dilatation, on s'efforçait d'aller plus vite, en ayant recours à la force, *même légère*, pour introduire coup sur coup toute une série de bougies, on donnerait lieu à des accidents, qui obligeraient à ajourner la reprise des séances, et en définitive, à supposer que les accidents n'aient rien de grave, ce qui n'est pas toujours le cas, on aurait *perdu du temps* au lieu d'en gagner.

Ainsi on a introduit successivement deux, trois bougies, et on a atteint le calibre maximum que la prudence permet d'employer à cette séance, que faut-il faire? Doit-on *retirer immédiatement* la dernière bougie? Doit-on la *laisser séjourner*, et pendant combien de temps?

Sur ce point les opinions varient. M. Nélaton dit qu'il faut laisser la bougie « jusqu'à ce que le malade accuse de « la cuisson. On ne peut pas préciser ce temps; il est des « malades qui tolèrent la bougie pendant plusieurs heures; il « en est d'autres au contraire, qui en sont agacés jusqu'à « faire craindre des accidents nerveux après quelques « minutes seulement » (1). *Phillips* donne absolument le même précepte (2), *Civiale* recommande de laisser séjourner la bougie de deux à cinq minutes (3), *Béniqué* d'autre part (4), et *Thompson* veulent que la bougie soit toujours retirée immédiatement; pour eux la dilatation temporaire doit s'effectuer par le simple *passage* des bougies; Thompson dit que le *séjour* loin d'être simplement inutile est positivement nuisible. Il est très explicite sur ce point. « Jamais, » dit il, « à propos de la dilatation temporaire, « jamais on ne doit laisser séjourner l'instrument dans le « canal; le séjour de la bougie ne fait qu'augmenter l'irri-

(1) Nélaton, Path. Chir., vol. V, p. 391.
(2) Phillips, Maladies des voies urinaires, p. 117.
(3) Civiale, Maladies des voies urinaires, vol. I, p. 207.
(4) Béniqué, Maladies des voies urinaires, p. 14,

« tation, sans ajouter en quoi que ce soit à l'action dila-« tante » (1).

L'irritation invoquée par Thompson comme un inconvénient que viendrait augmenter le séjour de la bougie, ne serait pas pour tout le monde une circonstance fâcheuse, car elle exercerait, selon plusieurs auteurs, une action plutôt favorable que nuisible et serait de nature à accélérer la marche de la dilatation (Voillemier, Civiale, etc.). Du reste, Thompson, lui-même, en discutant le mécanisme intime de la dilatation permanente, accorde à *l'écoulement* qui résulte de l'irritation excercée sur la muqueuse uréthrale par la présence de la sonde à demeure, une *action adjuvante* dans la production de la dilatation qui s'obtient par ce procédé (2).

Mais quelle que soit, au point de vue de la physiologie pathologique des rétrócissements, l'interprétation de ces faits complexes, *l'affirmation* d'un observateur comme Thompson, relativement à l'efficacité de la dilatation par simple passage des bougies et à l'effet défavorable en pareil cas du séjour de l'instrument, son affirmation, dis-je, a le plus grand poids, et doit nous engager à examiner scrupuleusement la valeur relative du procédé sans séjour et du procédé usuel, qui comporte, comme on le sait, un séjour peu prolongé, durant de 5 à 30 minutes.

M. Guyon est d'une opinion toute contraire à celle de Thompson. Voici comment il s'est exprimé à ce sujet dans sa leçon clinique du 11 mai, 1872. Après avoir parlé de la dilatation sans séjour, il dit :

« Si on trouve que la dilatation ne marche pas, qu'au lieu « de gagner du terrain, on reste plusiers jours de suite au « même numéro, sans pouvoir augmenter le calibre des « bougies, à moins d'employer la force, et de s'exposer à des « accidents, alors on peut avoir recours à un autre moyen,

(1) Sir H. Thomson, Clin. lect., p. 29. — V. aussi la même on Stricture, p. 147.

(2) V. le même, on Stricture, p. 168.

« à savoir, le *séjour*. Je suis couvaincu, contrairement à « l'opinion de Thompson entre autres, qu'un séjour de « quelques minutes, même d'une demi-heure, permet de « franchir plus rapidement les étapes, qu'on ne peut le faire « lorsqu'on s'astreint à retirer immédiatement les bougies. « Nous avons des exemples nombreux de l'utilité qu'il y a « à laisser séjourner un peu la bougie. Les avantages de « ce séjour peuvent se constater ou bien le jour même, dès « le retrait de la bougie qui a séjourné, et qui était jusqu'- « alors la bougie maxima, ou bien le lendemain. »

Jusqu'en 1872 M. Guyon avait toujours pratiqué la dilatation temporaire avec un séjour, à chaque séance, de 10 à 15 minutes. Depuis le commencement de cette année il a mis à l'essai le procédé sans séjour, et, il faut le dire, ce procédé dans nombre de cas simples et pas trop invétérés, a donné *d'excellents résultats*. J'ai pu moi-même, qu'on veuille bien me permettre de le dire, expérimenter ce traitement sur des malades de la consultation de l'hôpital Necker, et on trouvera plus loin une observation (Obs. 2) qui est un bon exemple de dilatation temporaire rapidement menée, sans séjour aucun des bougies, et avec séances tous les 2 ou 3 jours. Partant de la bougie N° 6, le traitement a parcouru toute la série jusqu'au N° 21 dans l'espace de 34 jours. Cette observation montre ce que peut la dilatation pour un malade de la ville qui désire ne pas abandonner ses occupations, ou pour un malade d'hôpital soigné comme malade externe à la consultation. Le sujet de cette observation, *a pu vaquer à ses affaires*, et il n'a *pas coûté une journée d'hôpital* à l'administration de l'assistance publique. L'uréthrotomie en aurait-elle fait autant?

M. Guyon a cependant trouvé avantageux dans bien des cas de revenir à son ancienne pratique, ou bien, d'employer de temps en temps l'action du séjour comme *adjuvant*, lorsque le simple passage des bougies ne paraissait pas suffire, lorsque le traitement venait à languir. Comme exemple de l'utilité de cette pratique je renverrai le lecteur à l'*Observation* 1. Ici la dilatation temporaire sans séjour des bougies, partant du N° 5, fait d'abord des progrès rapides, par séances quotidiennes ; puis (peut-être par suite de séances trop rapprochées?) le progrès s'arrête complétement, et pendant sept jours, ou passe tous les jours la bougie N° 11, sans pouvoir avancer au delà de ce calibre. On adopte alors le procédé mixte avec *séjour quotidien* d'une demi-heure, et le traitement marche rapidement et sans encombre jusqu'au N° 17. Alors le malade sort.

Est-il permis de se contenter de ces preuves tirées de la simple pratique, ou bien est-on tenu d'appuyer et de justifier l'opinion qu'on peut avoir, par des explications théoriques? Quoi qu'il en soit, voici comment on peut se rendre compte, je crois, jusqu'à un certain point, des *faits* que nous venons d'exposer.

On sait que la *dilatation permanente*, qui s'effectue par la bougie laissée à demeure d'une façon non-interrompue, a une action dilatante d'une efficacité beaucoup plus rapide et plus sûre, que celle dont jouit la *dilatation temporaire*, dont l'influence s'exerce par le simple passage de l'instrument ; d'autre part, les résultats que donne celle-là sont *moins durables* que ceux donnés par celle-ci. Or, je demande s'il n'est pas logique de croire, qu'en associant ces deux éléments, *passage* et *séjour*, quelle que soit l'idée qu'on se fasse de la nature intime de leur action, n'est il pas logique, dis-je, d'admettre qu'on aura sous forme de procédé mixte, un moyen qui participera jusqu'à un certain point des qualités des deux procédés types ? N'est il pas vraisemblable qu'on puisse ainsi emprunter à la dilatation permanente quelque chose de ses avantages (action sure et rapide) pour l'ajouter aux qualités (innocuité et durée des résultats acquis) de la dilatation temporaire ?

Nous croyons, jusqu'à *preuve* du contraire, que la dilatation sans séjour, tout en étant suffisamment efficace dans nombre de cas simples et non-invétérés, l'est cependant à un moindre degré que la dilatation mixte avec addition de l'élément séjour, à dose plus ou moins forte. Et comme c'est un fait acquis, de l'expérience de tous les observateurs, que la *durée* des résultats fournis par la dilatation *est en raison inverse de la rapidité* avec laquelle celle-ci s'effectue, nous croyons qu'on devra faire usage de la dilatation temporaire sans séjour des bougies, toutes les fois que le rétrécissement paraîtra vouloir céder à l'emploi de ce moyen, et qu'on ne devra faire appel à l'élément séjour que lorsque le rétrécissement opposera de la résistance à la dilatation.

c. *Fréquence des séances.* —Après quel intervalle de temps doit-on revenir aux manœuvres que nous venons de décrire et qui constituent la *séance* de dilatation? De combien les séances doivent-elles être espacées?

Civiale prescrit des séances journalières (*loc. cit.*, p. 207) sans s'arrêter longtemps sur cette question, qui a cependant beaucoup d'importance au point de vue de la prophylaxie des accidents et des complications. Thompson, au contraire (On *Stricture*, p. 147), entre dans des détails circonstanciés, basés sur son expérience pratique, et sur sa théorie de l'action des bougies; voici sa conclusion et les préceptes qu'il formule : « La séance doit être renouvelée au bout de trois jours généralement, parfois au bout de deux jours (mais pas plus tôt), si l'opération n'a pas donné lieu à des accidents quelque peu prolongés, tels que douleurs, hémorrhagies ou sensation de cuisson vive lors de la mixtion. Quelquefois il survient un accès de frisson, ou bien le malade ressent des défaillances ou des nausées; ces effets ne sont pas rares, surtout à la suite d'un premier cathétérisme. Si l'un ou l'autre de ces accidents se manifeste en se renouvelant, il faut augmenter d'un jour ou deux l'intervalle des séances et employer des soins généraux. » Cette conduite est très-sagement tracée ; à juger, par ce que j'ai vu à l'hôpital Necker, les séances peuvent généralement avoir lieu *tous les deux jours*, très-exceptionnellement on pourra les répéter *tous les jours ;* assez souvent, il faudra les espacer de trois jours. En un mot, on peut adopter pour règle de faire des séances tous les deux jours, en augmentant l'intervalle de repos, à la première manifestation qui témoigne d'un éveil des susceptibilités de l'urèthre ou de l'organisme général. De cette façon, on évitera les accidents, les contre-temps, et on obtiendra de la dilatation temporaire son rendement maximum, pour ainsi dire, au point de vue de la rapidité de la guérison.

4° Régime. — soins généraux. — Dans l'*intervalle des séances*, le malade jouira d'une liberté entière, sauf, bien entendu, la nécessité absolue, de se conformer rigoureusement aux *règles de l'hygiène* usuelle. Ainsi, il évitera toute espèce d'excès alcooliques, en ayant soin même de rester en-deça des limites de l'emploi modéré du vin. Il évitera également le commerce des femmes. Mais il pourra sortir, vaquer à toutes ses affaires, pourvu qu'elles ne soient pas de nature à le fatiguer outre mesure; il pourra même, si son état l'exige, se livrer à un travail manuel. Cette *liberté*, que la dilatation temporaire laisse au malade, constitue un des avantages les plus précieux de cette méthode de traitement.

Dans la grande majorité des cas simples, *aucune médication* n'est requise. Les conseils de Thompson sont sagement formulés à ce sujet, et je ne puis faire mieux que de le citer de nouveau. « Si on a lieu de croire à un état d'embarras gastrique ou intestinal, on peut prescrire un purgatif, après lequel l'administration journalière du sulfate de quinine à la dose de 10 ou 15 centigrammes deux fois par jour, empêchera cet état de se reproduire. Il est utile d'enjoindre au malade de ne pas uriner après les séances avant une heure ou deux; il devra également s'abstenir d'exercices du corps violents, tels que l'équitation, la course ou les sauts de gymnastique, etc., exercices qui auraient pour résultat de produire la congestion des parties malades.

« Si le malade accuse une cuisson, ou une sensibilité douloureuse dans l'urèthre, on devra examiner ses urines; si elles se trouvent être d'une acidité excessive, il sera prudent de régler son régime et ses habitudes physiques, de manière à imprimer aux sécrétions en général une saine activité. Dans le cas où il en serait ainsi, l'administration des alcalins, tels que le bi-carbonate ou le citrate de potasse, accompagnés ou non de teinture de jusquiame suivant les indications, sera bénéficielle (Thompson, On stricture, p. 148). »

5° Marche et durée du traitement. — Dans les cas simples, le traitement marche sans encombre jusqu'à sa terminaison. A mesure que le calibre des bougies va en croissant, l'indication du *débridement du méat* peut se présenter. On sait que le méat est normalement la partie la plus étroite et la moins extensible de l'urèthre; il faut cependant qu'il puisse continuer à livrer passage aux tiges de toute la série des bougies. Or, souvent, le méat devient un obstacle avant qu'on ait atteint un calibre de 6 à 8 millimètres (bougies n° 18 à 24) qui est le but qu'on désire atteindre. En pareil cas, il est indiqué d'avoir recours à l'*uréthrotomie* du méat, opération insignifiante qu'on peut exécuter, soit avec l'instrument à bascule de Civiale, soit avec un bisouri ou un canif ordinaire, en débridant l'angle inférieur du méat.

S'il survenait quelqu'un des *accidents* dont nous aurons à parler plus loin, accidents qui sont presque tous imputables, soit à l'application intempestive de la dilatation dans un cas où cette méthode n'est pas indiquée, soit à une trop grande précipitation dans l'application du traitement (introduction de bougies trop grosses, séances trop rapprochées), si, dis-je, il survient des accidents, il peut y avoir deux marches à suivre, suivant la nature de la complication : ou bien il faudra laisser à l'urèthre un *temps de repos* de quelques jours, pour revenir plus tard à la dilatation, ou bien il faudra avoir recours à l'*uréthrotomie interne*, soit immédiatement, soit après l'apaisement des phénomènes qui viennent imposer un terme au progrès de la dilatation.

J'ajourne à un autre chapitre l'énumération et la description des accidents ; mais je dois parler ici de certains phénomènes que présentent parfois les rétrécissements pendant le cours du traitement par la dilatation, et qui, il faut le dire, entravent à tel point ses progrès, qu'ils finissent par contre-indiquer son emploi. Ce sont ces phénomènes qui caractérisent les *cas réfractaires à la dilatation ;* si on ne peut pas les prévoir à l'avance d'une manière infaillible (nous verrons, au chapitre des *indications*, qu'on peut, jusqu'à un certain point, reconnaître d'avance les cas où l'on sera exposé à rencontrer ces phénomènes), au moins doit-on savoir à quels signes on peut juger qne la dilatation ne peut plus fournir de résultats utiles, et qu'elle doit être abandonnée pour un *traitement plus énergique*.

Il est des rétrécissements qui commencent par se prêter, pendant un certain temps, à la dilatation ; puis, les progrès s'arrêtent plus ou moins subitement. Divers petits accidents, comme des accès de rétention passagère, ou des accès de fièvre obligent à des temps de repos, pendant lesquels on cesse l'introduction des bougies ; à la reprise des séances, on se trouve dans l'*impossibilité de progresser plus loin ;* souvent on arrive à un certain degré de dilatation, degré insuffisant pour qu'on puisse en rester là ; l'urèthre se laisse facilement traverser par une bougie donnée, et, cependant, malgré la répétition des séances et des essais, on est obligé de *renoncer à l'introduction de la bougie du numéro suivant*, quand bien même elle n'aurait qu'un sixième de millimètre de plus que celle dont l'introduction n'offre pas de difficulté ; parfois même, le rétrécissement *diminue de calibre*, et on se trouve reporté en arrière de plusieurs numéros qu'on avait péniblement gagnés, et qu'on croyait acquis au traitement. C'est à cette forme de rétrécissement que les Anglais ont donné le nom de *irritable stricture*. Voici, du reste, la définition du terme d'après Thompson : « Dans le cas, dit-il, de rétrécissement invétéré, l'urèthre continue à être, ou devient extrêmement irritable, c'est-à-dire qu'il présente une vive sensibilité et une tendance à se resserrer plutôt qu'à s'élargir pendant le traitement pour la dilatation ordinaire. (Thompson. On stricture, p. 179.)

Il est d'autres rétrécissements, au contraire, qui se prêtent avec une facilité très-encourageante au traitement par les bougies ; on arrive promptement à un résultat en apparence très-satisfaisant, et on s'apprête à clore le traitement ; mais la coarctation *récidive*, presque avant que le malade ait pris congé du chirurgien, et la rechute est plus prompte que ne l'a été la guérison apparente. Les Anglais ont donné à ces rétrécissements élastiques le nom de *resilient stricture*. Thompson dit qu'en pareil cas, la « coarctation du canal se rétablit avec une telle rapidité, que l'on est forcé, si l'on veut maintenir au malade un canal suffisamment large pour l'accomplissement de ses fonctions, d'introduire un instrument tous les deux jours, même plus souvent, et le malade se trouve astreint à subir un traitement sans fin ni trêve, avec tout l'assujettissement qui en résulte. » (*Loc. cit.*, p. 186.)

Si on veut prendre la peine de se reporter aux observations qui se trouvent à la fin de ce travail, on trouvera un bon exemple de *irritable stricture*, avec les péripéties que peut présenter la dilatation, quand on s'acharne à vouloir la pratiquer dans de telles conditions. Ce malade, il s'agit du nommé Guillon (obs. 3), était d'une telle pusillanimité qu'il a été impossible, pendant des mois entiers, de lui faire accepter l'uréthrotomie interne dont l'indication était des plus nettes. Je possède dans mes notes personnelles l'observation d'un autre malade, de la consultation de l'hôpital Necker, auquel j'ai appliqué la dilatation temporaire dans des conditions analogues pendant *six semaines;* au bout de ce temps, avec séances très-régulières tous les deux jours, la dilatation avait gagné *six numéros ;* le canal s'était dilaté d'un tiers de millimètre par semaine ! Ici, il s'agissait d'un rétrécissement très-invétéré, ayant été uréthrotomisé par Civiale sept ans auparavant (1).

6° Terminaison du traitement. — soins consécutifs. — Le traitement sera considéré comme *terminé*, lorsqu'on aura pu faire pénétrer, sans efforts, une bougie n° 21. On aura ainsi restitué au canal un calibre de 7 millimètres, qui représente le calibre normal de l'urèthre, et qui est *plus que suffisant* pour les besoins de la miction, pourvu que la muqueuse n'ait pas perdu toute sa souplesse et son extensibilité par suite d'épaississement et d'induration.

Mais la mission du chirurgien consciencieux n'est pas encore terminée. Pour qu'il soit en droit de renvoyer son malade comme *guéri*, il doit non-seulement avoir restitué à l'urèthre rétréci un calibre qui puisse suffire à l'écoulement des urines ; il est encore de son devoir de mettre son malade dans la possibilité de se donner à lui-même les *soins consécutifs*, sans lesquels tout rétrécissement, de quelque manière qu'il ait été traité et en apparence guéri, récidivera presqu'infailliblement.

Le chirurgien devra donc *apprendre au malade* à se donner à lui-même ces soins consécutifs indispensables, lesquels consistent à se passer de temps en temps des bougies molles à travers l'urèthre.

Le chirurgien soucieux du bien-être de son malade aura soin, de plus, de munir celui-ci de *conseils motivés et détaillés* à ce sujet, en le prévenant des conséquences qui le menaceraient s'il négligeait de se conformer à la règle qu'on lui prescrit.

(1) On trouvera dans le travail de M. Reverdin sur l'uréthrotomie interne la relation de cas intéressants, où l'*uréthrotomie* a dû être pratiquée par suite de cette impuissance de la dilatation. (Voir obs. 5, 6, 9, 10, 11).

Il est vrai que le malade, neuf fois fois sur dix, n'en fera rien; mais la faute en sera à son *incurie*, et le chirurgien aura fait tout son devoir.

Le malade devra donc se munir d'une bougie molle, bien souple, d'un calibre inférieur de deux ou trois numéros à celui de la bougie dont l'introduction a terminé le traitement, (ce point est important), car, quelque efficacement qu'on ait pratiqué la dilatation, toujours les *parois du canal reviennent un peu sur elles-mêmes après la cessation du traitement*. Cette bougie, il devra la passer à travers l'urèthre d'abord, tous les quatre ou cinq jours, pendant une ou deux semaines, puis une fois par semaine, une fois tous les quinze jours, et, finalement, il suffira qu'il conserve l'habitude de l'introduire une fois par mois.

Grâce à cette précaution, il s'assurera un résultat aussi *durable*, je ne crains pns de l'affirmer, que par toute autre méthode de traitement.

Quelle est la *durée* de la dilatation? J'aurai à revenir sur ce point, en discutant les avantages et les désavantages de la dilatation temporaire, car on sait que le principal reproche que font à cette méthode les partisans des opérations rapides est fondé sur sa lenteur. Civiale promet une « guérison complète dans un temps qui ne dépasse qu'exceptionnellement un mois ou deux. » (Vol. I, p. 207.) Voici les résultats que donne le dépouillement des observations sur lesquelles mon travail est basé : sur un total de 70 cas de rétrécissement traités par la dilatation temporaire. la *durée moyenne* a été de vingt-huit jours. Un calcul très-simple nous fournit une autre donnée qui peut être un élément utile de pronostic, pour *évaluer d'avance la durée probable* du traitement dans un cas donné. Pour gagner chaque numéro de la filière, il a fallu en moyenne un temps un peu inférieur à trois jours; comme il s'agit là d'une moyenne, certains cas ont dû progresser plus rapidement; d'autres, au contraire, plus lentement; mais *trois jours* représentent assez exactement le temps qu'il faut généralement *pour que la dilatation progresse d'un numéro.*

Résumé. — Il me semble utile, vu la longueur des développements dans lesquels nous avons dû entrer au sujet de la dilatation temporaire, de formuler d'une manière concise les *règles* qui doivent servir de guide au praticien dans l'application de ce procédé :

1° On doit se servir de *bougies molles*, en gomme, à tige cylindrique, avec extrémité conique effilée et souple, se terminant par un faible renflement olivaire.

On aura une série complète de ces bougies, et au moment de faire usage de chacune d'elles, on aura soin d'en vérifier soi-même le calibre au moyen de la filière.

Si, vers la fin du traitement, on juge à propos d'employer les bougies métalliques, la série de bougies de Béniqué pourra être utilisée.

2° L'*introduction* des bougies sera pratiquée avec *la plus grande douceur*. Lorsqu'on aura la certitude que la pointe de l'instrument est bien *engagée* dans la lumière du rétrécissement, alors, on pourra avoir recours à une *pression continue*, dont le degré d'intensité croîtra d'une manière lente et régulière. Jusqu'au moment où la bougie sera *engagée*, l'emploi de la force, même à un degré léger, doit être prohibé.

3° L'application des bougies sera soumise à un *dosage* méthodique, au point de vue de leur *calibre*, de la *durée de leur séjour* et de la *fréquence des séances :*

a. Le *calibre* des bougies sera inférieur, ou tout au plus *égal* à celui du point rétréci.

b. La *durée du séjour* sera *nulle* dans les cas simples, qui se prêtent facilement à la dilatation ; dans les cas où le traitement ne ferait que peu ou point de progrès, on essayera à chaque séance l'action d'un *séjour peu prolongé* (de cinq minutes à une demi-heure), soit de la première, soit de la dernière bougie de la séance.

c. Les *séances* seront répétées tous les *deux ou trois jours*, suivant la facilité avec laquelle le rétrécissement cédera au traitement; dans quelques cas rares de coarctation de développement récent, n'ayant pas encore subi de traitement, les *séances quotidiennes* pourront être tentées.

4° En cas d'accidents, on suspendra les séances; après leur disparition, ou bien on reprendra la dilatation temporaire, ou bien on aura recours à un autre traitement, suivant les indications.

5° Pendant toute la durée du traitement, qui sera, en moyenne, d'un mois, le malade, tout en vaquant à ses affaires, observera scrupuleusement les *règles de l'hygiène*.

6° Le traitement pourra être considéré comme *terminé*, lorsqu'on sera parvenu à introduire facilement, et à *faire introduire au malade lui-même*, une bougie ayant de 6 à 8 millimètres de diamètre. On doit assurer au malade un degré de dilatation qui permettra à la fois l'écoulement de l'urine, et l'introduction facile d'une bougie assez volumineuse. On aura à réagir contre l'impatience du malade, lorsque celui-ci voudra se contenter de résultats plus précoces et inférieurs à ceux que nous venons de fixer.

7° On apprendra au malade à se donner les *soins consécutifs;* on lui *enjoindra* de s'y conformer, en l'avertissant des conséquences de son incurie, s'il se permettait de les négliger.

CHAPITRE IV.

DE LA DILATATION PERMANENTE.

Je pourrai être plus bref au sujet de ce procédé, qui mérite beaucoup moins que la dilatation temporaire qu'on s'occupe longuement d'elle; du reste, les règles à observer, quand on désire y avoir recours, sont simples et assez peu nombreuses.

On se souvient que la dilatation permanente s'effectue au moyen de l'instrument à *demeure* dans l'urèthre.

1° Du choix de l'instrument. — Il semble, à première vue, que l'instrument doive être une *sonde* et non une bougie, puisque le malade doit uriner tout en conservant l'instrument dans l'urèthre. Cependant il n'en est rien, pour les raisons suivantes : d'abord c'est un fait d'observation que M. Guyon fait souvent remarquer à ses élèves, que la bougie, quelque serrée qu'elle soit dans le canal, n'empêche pas le malade d'uriner, *au contraire;* s'il y avait rétention d'urine, même complète, avant l'introduction de la bougie, dès que celle-ci est parvenue jusque dans la vessie, l'urine se met à couler lentement, entre la bougie et la paroi uréthrale, jusqu'à ce que la vessie se soit vidée (1); Civiale et Thompson, du reste, font tous les deux remarquer que toujours, malgré la présence de la sonde à demeure, l'urine coule entre celle-ci et la paroi du canal, ce qui, par parenthèse, rend illusoire le traitement des fistules uréthrales par la sonde à demeure; une autre raison pour préférer une bougie, c'est que l'instrument qu'on laisse à demeure dans l'urèthre pour instituer la dilatation permanente doit être, si cela peut se faire, d'un *calibre* relativement faible par rapport à celui du canal rétréci, de manière à pouvoir *jouer librement* dans celui-ci. On voit donc, par ce qui vient d'être dit, qu'il n'y a nullement à craindre que le malade ne puisse pas uriner avec la bougie à demeure, et on pourrait, en toute confiance, le rassurer sur ce point, s'il venait à en être inquiet.

L'emploi de la *sonde*, pourvu qu'elle soit d'un calibre approprié, n'est certes pas contre-indiqué, mais l'instrument le plus convenable est généralement *la bougie*, à cause du

(1) M. Voillemier recommande l'emploi d'une bougie, et fait remarquer que s'il y a de la difficulté pour uriner pendant une heure ou deux, le malade finit par uriner par-dessus sa bougie (loc. cit., p. 155).

faible calibre que doit avoir l'instrument lorsque le rétrécissement est quelque peu étroit. La bougie doit être très-*souple*, afin qu'elle soit bien tolérée par l'urèthre, et elle doit être d'une *bonne fabrication* au point de vue de son *enduit*, afin qu'elle puisse résister à l'action corrosive des sécrétions qui la baignent, et afin qu'elle s'*incruste* le moins rapidement de concrétions phosphatiques,

Dans certains cas de rétrécissements très-difficiles à franchir, où l'on n'est parvenu qu'à l'aide de longs et pénibles efforts à traverser la coarctation, on doit laisser à demeure l'instrument qu'on a été assez heureux pour faire pénétrer, quel que soit celui-ci (Civiale, Voillemier, Thompson), bougie ou sonde, molle ou rigide, fut-ce même une fine sonde métallique. Cet instrument, laissé à demeure pendant 24, 48 ou 72 heures, sert à instituer le traitement par la dilatation permanente, qui donne des résultats très-rapides bien que souvent fugaces. Lorsqu'alors on vient à retirer cet instrument, on est libre, soit de continuer l'emploi de ce procédé en fixant à demeure une deuxième bougie plus considérable que la première, soit (ce qui nous paraît préférable) de passer à l'emploi d'un autre traitement, la *dilatation temporaire* ou l'*uréthrotomie interne*, suivant les indications.

On me saura gré, j'espère, de placer ici quelques renseignements sur les meilleurs moyens de *fixer* les instruments qu'on veut laisser à demeure. On trouve dans tous les manuels de chirurgie la description de divers moyens qui sont assez peu satisfaisants : ainsi, la sonde peut être fixée à un *fil* qui est enroulé autour de la verge; alors, ou bien les tours de fil, trop lâches, glissent par dessus le gland et la bougie se trouve libre, ou bien, le fil est trop serré, et il se produit un gonflement considérable de la verge. On peut aussi fixer l'instrument au moyen de bandelettes de *diachylon* enroulées autour de la verge, derrière la couronne du gland; ce moyen bien appliqué est efficace, mais malpropre. On peut encore avoir recours aux *fixateurs en caoutchouc*, que les. fabricants vendent assez cher, mais qu'on peut facilement improviser à très-peu de frais, avec des bandelettes découpées sur un bout de bande de caoutchouc. Ce fixateur tient bien et il est d'un emploi commode et agréable pourvu que son usage ne soit *pas trop prolongé;* M. Guyon l'a mis à l'essai, et il a vu que le contact du caoutchouc donnait lieu à la longue, au bout d'une semaine, à une *irritation* superficielle et limitée du derme qui va jusqu'à produire la desquamation de l'épiderme avec rougeur, douleur et gonflement.

Un moyen imaginé et employé par Thompson, que nous avons vu essayer à l'hôpital Necker, et qui paraît vraiment excellent, consiste dans l'emploi de cordonnets, qui, de chaque côté de la sonde, vont se fixer au côté opposé du pubis à un bouquet de poils en décrivant un trajet circulaire autour de la verge à la hauteur de la couronne du gland. La figure ci-jointe explique, mieux que ne saurait le faire une

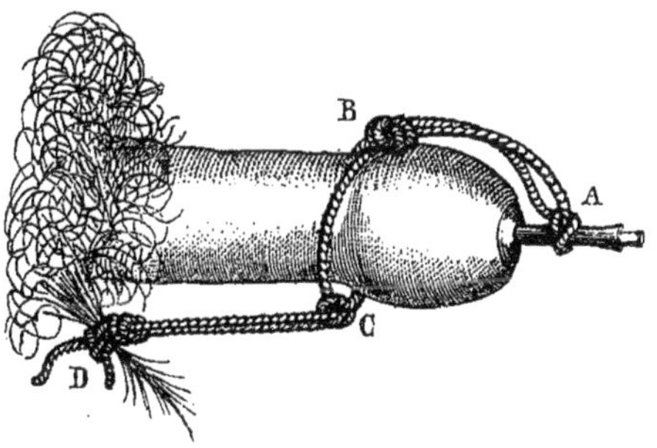

Explication. On prend un fil long environ de 50 centimètres, et on le fixe par son milieu autour de la sonde en A ; on noue les deux chefs en B, en C et en D ; enfin on les attache solidement à un bouquet de poils, près de la racine de la verge. Quand l'instrument à fixer est très-souple, un deuxième fil peut être nécessaire ; on le dispose en sens inverse du premier, de manière à le ficxr aux poils du côté opposé.

description, l'ingénieuse manière dont le fil est disposé. Ce moyen de fixation, par sa simplicité et son efficacité, nous paraît être le meilleur.

2° Application du procédé. — Nous avons dit que l'instrument devait être *souple*, et qu'il devait être d'un *volume un peu moindre que le calibre du rétrécissement*, dont il ne doit pas remplir complètement la lumière. Ces deux préceptes ont été nettement formulés par Thompson (1) avec un troisième que voici : l'instrument doit être placé dans l'urèthre de manière à ce que son extrémité profonde ne dépasse pas, ou plutôt *n'atteigne pas* le col de la vessie (2). Si l'instrument à demeure est une sonde, il sera facile de se conformer à cette règle, qui a pour but de prévenir l'irritation vésicale et la cystite qu'occasionne si facilement la présence des corps étrangers dans la vessie; il suffira de noter à quelle profondeur la sonde se trouve engagée au moment où l'urine commence à couler; alors on retirera un peu la sonde, on la bouchera avec un fausset, et on la fixera à demeure; quand le malade voudra uriner, il n'aura qu'à enfoncer la sonde un peu plus avant dans le canal, de manière à ce que les yeux viennent à dépasser l'orifice du col vésical. Mais s'il sagit d'une bougie, il sera moins facile de savoir au juste où se trouve le bec de l'instrument.

3° Phénomènes qui accompagnent la dilatation permanente. — *a*. La *douleur* est quelquefois *nulle*, souvent *supportable*, plus rarement excessive et absolument *intolérable*. Voici le témoignage de Civiale sur ce point : « La sensibilité de l'urèthre est fortement influencée par les sondes à demeure. En traitant de la dilatation temporaire, j'ai signalé un fait très-remarquable sur lequel il me semble utile d'insister et qui consiste en ce que, sous l'influence de l'introduction répétée des bougies molles, la sensibilité diminue, au point qu'elles finissent par ne plus produire de douleur, et que le chirur-

(1) Sir H. Thompson in Holmes syst. of surgery, vol. IV, p. 960. — Idem, Clin. lect. On diseases of the urin org. p. 36.

(2) Morel Lavallée, cité par Nélaton (Path. chir., vol. V, p. 394), avait aussi enjoint cette précaution.

gien peut manœuvrer dans ce conduit les instruments les plus volumineux sans occasionner de souffrances et sans provoquer le moindre accident. Les sondes produisent souvent des effets analogues ; chez quelques malades, au contraire, par l'usage des sondes flexibles à demeure, l'urèthre acquiert une sensibilité telle, que leur séjour devient insupportable, et que le passage d'une bougie moins grosse que la sonde produit d'atroces douleurs. » (Civiale, loc. cit. p. 253, 254). Il y a donc des malades chez lesquels la douleur va en diminuant et disparaît, par *accoutumance* de l'urèthre à la présence de l'instrument à demeure ; tandis que chez d'autres malades, au contraire, la douleur persiste, augmente et devient *insupportable.* (V. Civiale, loc. cit. p. 251), Chez ces derniers, il n'y a qu'une chose à faire: dès qu'on a reconnu que l'accoutumance à la bougie ne s'établit pas, on doit *retirer l'instrument*, sous peine de risquer la production des accidents que nous décrivons plus loin, et on doit avoir recours à un traitement autre que celui par les bougies.

b. Spasmes de l'urèthre. — La présence d'un instrument dans le canal excite le plus souvent, dit on, des contractions des fibres musculaires qui doublent la muqueuse uréthrale. « La présence prolongée de la sonde dans l'urèthre modifie la sensibilité et la contractilité de ce canal, et y excite des alternatives de contraction et de relâchement, qui font que l'instrument est tantôt libre et mobile, tantôt serré et comme inamovible » (Civiale, p. 251). Ces phénomènes qui sont signalés par la plupart des auteurs (1), quelqu'intéressants qu'ils puissent paraître au point de vue de la physiologie pathologique de l'urèthre, n'ont guère d'importance pratique.

c. Ecoulement uréthral. — Dans un certain nombre de

(1) Voillemier, loc. cit, p 152. Thompson, On stricture, p. 182.

cas, mais non d'une manière constante, apparaît, en peu de temps, un écoulement de muco-pus, secrété sous l'influence de l'irritation que cause dans la muqueuse uréthrale la présence d'un corps étranger. Cet écoulement qui peut très-bien, d'après M. Guyon, faire entièrement défaut, sans que la dilatation permanente en soit moins rapide ou moins efficace, cet écoulement, disons-nous, apparaît au bout d'un temps variable, vers le troisième ou quatrième jour (Voillemier, Civiale), après 24 ou 36 heures (Thompson). Tant qu'il n'est pas l'indice d'une plegmasie trop vive du canal, ayant tendance à se propager vers la vessie, de manière à constituer une complication qui nécessiterait l'ablation de l'instrument, cet écoulement n'est pas un phénomène d'une bien grande importance. Certains auteurs le considèrent comme le symptôme indispensable d'une sorte de fonte moléculaire ou désagrégation des tissus morbides qui composent le rétrécissement, et, par suite de cette notion toute théorique, ils envisagent l'écoulement comme un phénomène favorable.

4° MARCHE DU TRAITEMENT. — *Du changement de l'instrument.* — Lorsque l'instrument, sonde ou bougie, est resté pendant quelques jours (4 à 6 dit Civiale, 1, 2 ou 3 jours d'après Thompson) dans le canal, il devient de plus en plus libre; en même temps, dans un grand nombre de cas, s'établit l'écoulement muco-purulent plus ou moins abondant, et sans lequel d'après quelques auteurs (Voillemier, voy. pp. 156, 157) la bougie à demeure ne saurait accomplir la dilatation du rétrécissement; j'ai dit quelle était l'opinion de M. Guyon à ce sujet.

Les choses en étant arrivées à ce point, il convient de procéder au *changement de l'instrument ;* on retirera donc celui qui vient de séjourner dans le canal, et on l'examinera avec soin avant de le jeter, afin de savoir comment il s'est comporté, s'il a résisté à l'action des sécrétions qui le baignaient. Cet examen ne doit pas être fait dans le simple but d'une satisfaction à la curiosité ; on peut en retirer des indications utiles pour le choix de l'instrument qu'on se dispose à substituer au premier.

La nouvelle bougie doit être introduite suivant les mêmes règles que celles qui ont présidé à l'introduction de la première. Elle doit être souple et assez peu volumineuse pour ne pas remplir complètement la coarctation ; ce précepte est basé, non sur la nécessité de laisser entre l'instrument et la paroi du canal, un espace pour l'écoulement des urines, mais sur l'influence fâcheuse qu'exerce sur l'urèthre et sur l'économie tout entière, la présence prolongée d'un instrument qui distend la paroi du canal. Enfin, la bougie doit être *enfoncée jusqu'au col de la vessie*, et pas au delà.

En général la substitution s'opère très-facilement, même dans les cas ou l'introduction du premier instrument a été extrêmement difficile et laborieuse; en effet, la bougie à demeure exerce presqu' invariablement une *action dilatante très rapide*, quelle que soit la nature et l'origine du rétrécissement, que celui-ci soit simple ou induré, d'origine blennorrhagique ou traumatique, avec ou sans déviation. On se trouvera donc dans la possibilité de remplacer le premier instrument par un deuxième, dépassant le premier de plusieurs numéros de la filière. On profitera, sans hésitation, de ce progrès favorable, et de nouveau on laissera séjourner l'instrument dans l'urèthre.

Ayant séjourné à son tour pendant quelques jours, la deuxième bougie aura donné tout son effet, et il sera indiqué de la retirer. Alors il conviendra peut-être de se conformer au conseil que donne Thompson de laisser un peu de *repos* au malade et à son urèthre. « Le plus souvent, dit-il, après trois ou quatre jours, il est prudent de laisser reposer un peu le malade, et de lui permettre de jouir d'un sommeil non-interrompu, pendant une ou deux nuits ; on peut ensuite remettre la sonde à demeure et la

« laisser pendant 36 au 48 heures ; de nouveau l'écoulement « deviendra abondant, et le canal continuera à se dilater » (1).

4. SOINS GÉNÉRAUX. — Ceux-ci se réduisent, à peu-près, à ceux que nous avons signalés comme devant être employés pendant la dilatation temporaire, sauf un détail important : le malade qui porte un instrument à demeure dans le canal est *astreint au repos*, soit au lit, soit sur un canapé ; s'il ne garde pas absolument le lit, comme à l'hôpital il serait forcé de le faire, il doit passer la journée étendu dans un fauteuil ou sur un sofa, et se donner très-peu de mouvement. Cette règle, quelqu'assujettissante qu'elle soit, ne souffre pas d'exception.

6. SUITE ET TERMINAISON DU TRAITEMENT. — DURÉE. — Si aucun accident fébrile ou phlegmasique ne vient entraver la marche du traitement, en nécessitant l'ablation de l'instrument, ou continuera la dilatation permanente ; mais il est bon, d'après M. Guyon (leçon clinique du 18 mai, 1872), de ne *pas appliquer le procédé au delà d'un certain calibre;* il est préférable, lorsqu'on en est arrivé à un degré de dilatation tel que les bougies atteignent 4 au 5 millimètres de diamètre, il est préférable, disions-nous, de cesser le traitement par la sonde à demeure, et de substituer le procédé de la dilatation temporaire, grâce auquel on pourra achever le traitement en franchissant les dernières étapes depuis le N° 12 ou 14 jusqu'au N° 18 ou 20.

On sera alors arrivé à la *terminaison* du traitement. Les *soins consécutifs* que le malade devra s'administrer à lui-même sont les mêmes que ceux qui suivent le traitement par la dilatation temporaire.

Pratiquée comme nous venons de le dire, la dilatation permanente devra être employée pendant un espace de

(1) Thompson, On stricture, p. 167.

temps qui varie entre *sept et quatorze jours*. Si on accorde qu'il faudra encore environ quinze jours pour franchir, au moyen de la dilatation temporaire, les étapes qui restent encore à faire, après l'ablation de la sonde à demeure (il s'agit de gagner par ce moyen environ 6 ou 8 numéros), on voit que le traitement entier doit avoir au moins *un mois de durée*.

7. Résultats. — Dans un nombre de cas relativement faible, ce traitement est bien supporté, et on arrive au terme de la dilatation, sans qu'aucun accident sérieux ne soit venu entraver les progrès de la cure. Alors deux cas peuvent se présenter : ou bien, *d'une part*, le résultat est satisfaisant et reste acquis ; il y a *guérison*, c'est-à-dire que le canal permet facilement la miction, et il suffit au malade de s'introduire de temps en temps une bougie dans le canal, pour que celui-ci continue indéfiniment à remplir sa fonction d'une manière satisfaisante ; ou bien, *d'autre part*, le rétrécissement commence à se resserrer, à *récidiver*, dès qu'on cesse l'emploi fréquent, ou même quotidien, des bougies. Ce résultat fâcheux, que nous avons vu survenir parfois après la dilatation temporaire, et qui est caractéristique des rétrécissements *élastiques* (resilient strictures), ce résultat suit encore plus fréquemment la dilatation permanente.

Dupuytren qui avait une grande expérience de ce traitement, puisqu'il l'employait à peu près exclusivement, et qui en dit beaucoup de bien, avoue cependant que les récidives sont très fréquentes. « Quelles que soient du reste, « dit-il, les précautions qu'on ait prises pour opérer la dilata- « tion des strictures du canal, celle-ci n'est que temporaire « chez le plus grand nombre des sujets, » (1) et il ajoute que

(1) Dupuytren, Leçons orales, p. 167.

« la dilatation est d'autant moins durable qu'elle a été opé-
« rée plus promptement. »

Prenons acte de ce *peu de durée* des résultats de la dilatation permanente ; nous aurons à en tenir compte, en appréciant la valeur de ce procédé et en réglant ses indications.

Résumé. — De même que pour le premier procédé de dilatation, nous résumerons comme il suit, les *préceptes* qui doivent servir de guide dans l'application de la *dilatation permanente :*

1. Dans les cas où le cathétérisme est d'une exécution facile, ou se servira de *bougies de gomme*. Dans les cas où le rétrécissement est très difficile à franchir, ou laissera à demeure l'instrument que l'on aura réussi à faire pénétrer, quel qu'il soit.

2. On se conformera autant que possible aux trois préceptes qui suivent : 1. L'instrument sera *souple ;* 2. Il aura un *calibre* inférieur, tout au plus égal à celui du canal rétréci ; 3. Son *extrémité* ne dépassera pas le col de la vessie.

3. Au bout d'un temps variable, 24 heures au moins, cinq ou six jours ou plus, deux ou trois jours en moyenne, ou échangera la première bougie contre une autre *plus volumineuse*.

4. On continuera à introduire ainsi successivement, des *bougies de plus en plus fortes*, jusqu'à ce que leur calibre ait atteint les numéros 12 à 14 ; alors on cessera l'emploi de l'instrument à demeure.

5. On passera alors à l'application de la *dilatation temporaire* suivant les règles ordinaires.

6. Pendant toute la durée du traitement par la bougie à demeure, *le malade gardera la chambre, sinon le lit.*

7. Si la *douleur* qui résulte généralement de la présence d'un instrument dans l'urèthre au lieu de se calmer par *accoutumance*, va en croissant de manière à acquérir un degré excessif d'intensité, on enlèvera la bougie. Il en serait de même, s'il survenait quelque complication fébrile ou

phlegmasique un peu sérieuse. *L'uréthrite* modérée occasionnée par la présence de l'instrument à demeure, ne contre-indique pas l'emploi de celui-ci.

8. On engagera le malade à ne pas négliger les *soins consécutifs* usuels, et, par suite du peu de durée qu'on reconnaît aux résultats de la dilatation permanente comparés à ceux de la dilatation temporaire, on insistera plus fortement encore auprès du malade sur la nécessité d'avoir recours fréquemment (toutes les semaines, tous les quinze jours) à l'emploi de la bougie, qu'on ne le ferait s'il s'agissait d'un cas traité par la dilatation temporaire.

CHAPITRE V.

THÉORIES DU MODE D'ACTION DES BOUGIES.

On a généralement, malgré soi, une telle tendance à se laisser influencer dans l'application des méthodes de traitement par les notions théoriques qu'on peut avoir relativement à leur mode d'action, qu'il y aurait une véritable utilité, au point de vue pratique, à se bien rendre compte du *mécanisme intime de l'action des bougies* dans le traitement des rétrécissements. Je vais donc faire de mon mieux pour remplir cette partie de mon programme.

Malheureusement, bien que les spéculations sur ce point de théorie ne soient pas restées absolument infructueuses, il faut dire que nous savons, avec certitude, bien peu de chose de la physiologie pathologique des rétrécissements, et que le processus intime qui est institué, dans les parties altérées sous l'influence du passage ou du séjour des bougies, est encore pour nous un mystère.

Voici ce qu'ont dû faire la plupart des auteurs qui ont désiré élucider cette question. D'une part, ils ont pris les *faits* qu'ils avaient pu observer et qui paraissaient de nature à jeter de la lumière sur la question qui nous occupe; d'autre part, s'armant de notions empruntées à la *pathologie générale* et ayant trait aux phénomènes de l'irritation, de la dérivation, de la résorption, etc., ils ont appliqué ces notions à l'explication des faits qui voulaient bien s'accommoder de tels rapprochements.

En procédant de cette façon, on a pu constituer des *théories de l'action des bougies*, qui, exposées sous des dénominations et en des termes différents, se ressemblent toutes de très-près, quoiqu'en apparence différentes les unes des autres; il faut le dire, cette unanimité des conclusions qui ont été adoptées par tant d'observateurs, est jusqu'à un certain point, un garant de probabilité qu'elles ne doivent pas s'écarter absolument de la vérité.

Tout d'abord, je vais rappeler brièvement quelques-uns des phénomènes déjà décrits, qui accompagnent le traitement des rétrécissements par la dilatation, et qui constituent les faits d'observation, sur lesquels sont fondées les interprétations du mode d'action des bougies.

Le premier phénomène de ce genre est le *spasme* qui peut, souvent, mais pas invariablement, se constater, peu après le passage de l'instrument ou dans les premiers moments de son séjour. Cette contraction spasmodique des fibres musculaires uréthrales et peri-uréthrales, tant fibres lisses, que striées, se trahit par deux symptômes non constants et d'une signification équivoque : 1. Par une diminution passagère du volume du jet d'urine à la suite du passage de la bougie ; laquelle diminution du jet peut, dans quelques cas, aller jusqu'à sa suppression complète, c'est-à-dire, jusqu'à la rétention passagère d'urine : 2. Par la constriction qu'éprouve l'instrument au bout de quelques minutes lorsqu'ou le laisse séjourner dans le canal. Presque tous les auteurs ont signalé ce fait, à savoir, que la bougie devient de plus en plus serrée après son introduction, de sorte qu'il arrive un moment où il faut employer une plus grande force pour la retirer qu'il n'en a fallu pour la faire pénétrer à travers l'urèthre (Voillemier, loc. cit., p. 152, Civiale, loc. cit., p.p. 205-266, Thompson: Clin. lect., p. 29). Au bout de quelques heures, souvent plus tôt, cette constriction se relâche, la bougie devient moins serrée, et l'action dilatante commence.

Le second phénomène qui nous intéresse est *l'irritation inflammatoire* dont la muqueuse uréthrale devient le siége sous l'influence inaccoutumée de la présence d'un corps étranger. Cette irritation se traduit par la congestion des parties altérées et par l'écoulement muco purulent. On pourrait attribuer en quelques cas, à la congestion de la muqueuse malade la diminution du jet et la constriction croissante de la bougie, lorsque ces phénomènes se déclarent un peu tardivement et se prolongent quelque peu; c'est pour cela que j'ai dit, que ces phénomènes étaient d'interprétation douteuse; en effet, on ne peut pas toujours savoir au juste s'ils doivent être attribués au spasme des couches musculaires de l'urèthre, ou à la congestion des parois du canal.

Le deuxième et principal signe de l'irritation uréthrale est *l'écoulement* qui s'établit dans une certaine proportion des cas, après que l'instrument a séjourné dans le canal pendant quelque temps, deux ou trois jours en général.

Si maintenant nous examinons les nombreuses *théories de la dilatation*, qu'on trouve exposées, d'une façon plus ou moins compréhensible, par les auteurs qui se sont occupés de cette question, nous verrons qu'elles peuvent se ramener à trois types assez distincts, auxquels je conserverai la terminologie usuelle : il y a la *théorie mécanique*, *la théorié vitale* et la *théorie de l'inflammation*.

1. Théorie mécanique. — Elle est très-nettement adoptée par Reybard, qui dit : « Pour moi, l'action des sondes sur les rétrécissements n'a rien de vital : elle est toute mécani-

que » (1). Cette théorie n'a qu'un avantage ; c'est celui d'être facile à comprendre ; d'après elle, la bougie s'enfonçant à la façon d'un *coin*, entre les parois rétrécies, les écarte, les distend et augmente ainsi la circonférence du canal. Mais, l'examen des faits milite d'une manière non-équivoque contre cette interprétation ; il suffira, pour l'infirmer, de rappeler que plus, d'une part, la dilatation dans tous ses procédés fait appel à l'extensibilité des parois uréthrales rétrécies et plus elle agit d'une façon mécanique, moins d'autre part, le traitement fait de progrès, moins ses résultats ont de durée, et plus il se produit d'accidents.

2. Théorie vitale. — Cette théorie (si elle mérite ce nom) est des plus anciennes, car elle date de *Hunter* (2) et de *Desault* (3) ; *Dupuytren* l'affirmait sans hésitation aucune (4). Elle a pour caractère principal d'être aussi difficile à réfuter qu'à prouver, car elle n'offre rien de saisissable ; elle n'explique absolument rien, et c'est pour cela que le mot *vital* la caractérise très exactement, car c'est un de ces mots qui ne servent (en admettant que ce soit là un service) qu'à masquer notre ignorance, et qui, heureusement, tendent à disparaître de plus en plus de la science ; cependant il ne faudrait pas dire trop de mal de la théorie vitale ; elle n'était pas absolument sans signification, ni sans utilité, car elle admettait qu'il y a dans le processus de la dilatation quelque chose, un *nescio quid* (le terme *vital* a toujours été une expression favorite en pareil cas) qui n'est pas du ressort de la mécanique pure, et à ce titre négatif, elle a rendu à la science des services qui méritent reconnaissance.

3° Théorie de l'inflammation. — C'est la théorie la plus

(1) Reybard, loc. cit., p. 235.
(2) J. Hunter, vol. II, p. 304.
(3) Desault, chir. Paris 1813, t. III, p. 313.
(4) Dupuytren, Leçons orales, loc. cit.

moderne, la plus rationnelle, la plus conforme aux notions qui sont aujourd'hui acquises à la pathologie générale, auxquelles, du reste, elle est entièrement empruntée, car jamais on n'a pu ni voir directement sur le vivant, ni constater à un examen nécroscopique, les phénomènes qui constituent le processus dont nous cherchons à élucider la nature.

Tous les auteurs aujourd'hui adoptent cette théorie, les uns l'admettant jusqu'à preuves nouvelles, comme *vraisemblable*, quoique non démontrée (Thompson (1), M. Perrin (2), les autres l'affirmant, avec plus ou moins de conviction comme définitivement prouvée (Civiale (3), Voillemier (4), etc.).

Voici comment cette théorie est formulée par M. Voillemier, qui l'expose d'une manière très-lucide, de façon à faire valoir tout ce qu'elle a de vraisemblable.

« Je donne, dit-il, le nom de *dilatation inflammatoire* à un « ensemble de phénomènes organiques, provoqués dans les « parois de l'urèthre, par la présence d'un corps étranger, et « qui ont pour résultat la résorption et l'atrophie des parties « qui constituent les rétrécissements » (p. 152).

La principale preuve de cette manière de voir est tirée des phénomènes inflammatoires d'uréthrite qui résultent de la présence de la bougie, et surtout de l'*écoulement* muco-purulent, que M. Voillemier considère comme un phénomène indispensable, sans lequel la dilatation ne saurait s'accomplir (p. 156). Mais d'autres observateurs ont pu se convaincre que ni l'uréthrite, ni l'écoulement qui en résulte ne sont des éléments indispensables de la dilatation ; c'est là l'opinion, avons-nous dit, de M. Guyon, fondée sur l'observation de cas nombreux où l'uréthrite et l'écoulement ont fait défaut.

(1) Thompson, Clin. lect., p. 28.
(2) M. Perrin, loc. cit., p. 19.
(3) Civiale, vol. I, p. 529.
(4) Voillemier, vol. I, p. 151 et seq.

Civiale, quoiqu'il soit d'avis que « l'apparition d'un écoulement modéré, loin d'être une circonstance défavorable, annonce que l'obstacle se ramollit et que les tissus malades recouvrent de la vitalité » (p. 215.) Civiale, disions-nous, admet cependant que dans quelques cas de rétrécissements simples et peu développés, « il (l'écoulement) ne paraît point indispensable à la guérison. »

Sans entrer dans des développements étendus sur ce point de théorie, je me hasarderai cependant à faire quelques remarques : avec les notions assez précises que l'on possède aujourd'hui sur la constitution anatomo-pathologique des rétrécissements (notions dues en grande partie aux recherches de Reybard et de A. Guérin) et d'après lesquelles les coarctations uréthrales seraient dues plutôt à une altération du tissu cellulaire sous-muqueux (transformation dans le sens du tissu fibreux, et rétraction cicatricielle) qu'à une modification de la muqueuse elle-même; avec ces notions, il est difficile de comprendre comment une simple *inflammation catarrhale* de la muqueuse, peut effectuer la disparition du tissu nouveau plus profondément situé, à moins d'admettre que l'uréthrite exerce une action *dérivative* s'exerçant, pour ainsi dire, à distance, et favorisant la résorption du tissu fibroïde de nouvelle formation. Il est impossible d'admettre que l'écoulement uréthral, dont les matériaux doivent avoir une provenance très-superficielle, s'ils ne sont pas purement épithéliaux et glandulaires, puisse représenter directement la fonte et la désagrégation du produit morbide sous-muqueux comme le veulent certains auteurs.

En somme, je crois que le parti le plus prudent serait d'admettre la vraisemblance de la théorie de l'inflammation, tout en faisant certaines réserves basées sur l'inconstance des phénomènes qui lui servent de point de départ. Mais s'il est peu important qu'on ait, ou qu'on n'ait pas de convictions à ce sujet, il est, je crois, de la plus grande importance de ne pas se laisser influencer par les idées théoriques dans l'application pratique de la dilatation; et surtout, comme l'a justement dit M. Guyon, dans la leçon qu'il a consacrée au sujet de la dilatation, il y aurait un véritable danger, en adoptant la théorie mécanique, de se laisser dominer par l'idée qu'on doit faire agir la bougie à la manière d'un coin qui s'enfonce à travers le rétrécissement, et qui en refoule excentriquement les parois. Mieux vaudrait revenir à la théorie *vitale* qui, au moins, ne suggère que des préceptes salutaires.

CHAPITRE VI.

Accidents et complications qui peuvent être attribués a la dilatation.

Un certain nombre d'accidents, constituant des *complications* plus ou moins sérieuses, peuvent survenir pendant le traitement par la dilatation; de ces accidents les uns, sont la conséquence légitime de l'emploi méthodique des bougies; les autres, et ceci est vrai pour le plus grand nombre d'entre eux, sont imputables à des fautes commises par le chirurgien, soit *application intempestive* d'une méthode qui était contre-indiquée, soit *maladresse* ou *imprudence* dans l'application du traitement. Il y a donc des accidents qui peuvent, jusqu'à un certain point, être prévus et évités; il y en a d'autres que rien ne peut faire prévoir, et qui viennent inopinément à la traverse du traitement. Nous verrons, en outre, qu'il y a de ces accidents qui ne sont que des *contre-temps;* ou bien ils disparaissent d'eux-mêmes, par accoutumance à l'action des bougies, sans qu'on cesse de faire usage de ce moyen curatif; ou bien, ils obligent à des temps de repos, au bout desquels, si on vient à reprendre le traitement, souvent on se retrouve au même point qu'avant l'interruption, ayant perdu du temps, mais n'ayant rien perdu du terrain déjà gagné. Par contre, certains autres de ces accidents constituent des *complications sérieuses* qui avertissent le chirurgien qu'il s'engage dans une voie désastreuse, et qu'il doit de suite *renoncer à la dilatation* et s'adresser à un autre moyen curatif. A propos de chaque accident que nous aurons à signaler, nous dirons quel est le degré d'importance qu'il convient de lui attribuer, et quelle est la conduite qu'il doit faire tenir au chirurgien pour ce qui est du *maintien* ou de l'*abandon du traitement* par la dilatation.

J'écarte, bien entendu, comme étant en dehors de mon sujet, tous les accidents et complications qui peuvent résulter d'une *maladresse insigne* dans l'emploi des bougies; accidents tels que les fausses routes, la perforation du rectum, les infiltrations d'urine; de même que je ne parlerai pas des complications accidentelles auxquelles les malades d'hôpital sont si souvent exposés, comme la pyémie, l'érysipèle, etc.

1° La douleur. — L'introduction pure et simple de la bougie, suivie à peu de délai de son retrait, donne lieu à des sensations désagréables et même à de la *cuisson*, surtout dans les premiers temps du traitement; mais lorsqu'elle est pratiquée dans les conditions voulues de douceur et de lenteur, par une main quelque peu exercée, je ne crois pas qu'elle puisse donner lieu à des douleurs assez vives, pour contre-indiquer le traitement par la dilatation temporaire. *Le séjour de la bougie* dans le canal cause parfois de véritables souffrances, qui tantôt disparaissent peu à peu, à mesure que l'urèthre *s'accoutume* à la présence de l'instrument; tantôt, au contraire, vont en augmentant, de manière à devenir *insupportables* (Civiale, pages 210, 253, 254). Je crois que ces souffrances excessives s'expliqueraient très-souvent par l'apparition d'une complication additionnelle : la *cystite* dont j'aurai à parler plus loin. Ces douleurs, tant qu'elles sont supportables, ne doivent point obliger au retrait de l'instrument qui est à demeure ; avant d'en venir à cette extrémité, il faudrait engager le malade à patienter, et souvent l'accoutumance finit par s'établir.

2° Spasme uréthral. — Ce phénomène est fréquemment observé à la suite de l'emploi du cathétérisme. On le constate au moyen de plusieurs signes. Ainsi, il y a diminution passagère du jet et difficultés pour uriner, allant parfois jusqu'à un accès de *rétention complète* après l'ablation de l'instrument.

L'introduction des bougies, facile à un moment, devient dans d'autres moments plus difficile, voire même impossible ; Sir H. Thompson admet l'existence des spasmes de l'urèthre, qui, dit-il, peuvent être un « obstacle à l'écoulement de l'urine ; » mais il pense que « jamais ce phénomène ne doit empêcher la pénétration d'un instrument. » Il convient, toutefois, que lorsqu'on ne réussit pas à pratiquer le cathétérisme, il est commode de pouvoir expliquer son insuccès vis-à-vis du malade, en invoquant le spasme (1).

Le troisième signe, à l'aide duquel on peut constater l'existence du spasme, est la constriction croissante exercée parfois sur la bougie peu après son introduction.

Le spasme ne peut jamais nécessiter l'ablation de la bougie à demeure, laquelle permet toujours et souvent favorise l'écoulement de l'urine au lieu de le gêner; mais, survenant pendant la dilatation temporaire, s'il va jusqu'à causer la *rétention d'urine*, il constitue un accident, peu grave à la vérité, et passager, qui doit avertir le chirurgien qu'il est en train d'agir avec trop peu de circonspection ; qu'il a appliqué le traitement par les bougies *à dose excessive*, soit en faisant pénétrer des instruments trop volumineux, par rapport au calibre et au degré d'extensibilité des parois uréthrales malades, soit en rapprochant trop les séances de dilatation.

(1) Thompson, clin. lect., p. 21.

3° Rétention d'urine. — Je viens de parler de cet accident à propos du phénomène *spasme*; je n'ai que très-peu de chose à ajouter. Je voudrais seulement signaler ce fait que l'accès de rétention peut souvent être attribué à la *congestion* des tissus morbides qui constituent la coarctation de l'urèthre; on sait que l'accès de rétention peut survenir chez les malades affectés de rétrécissement, sous l'influence d'autres causes que le passage des bougies, à savoir : l'impression du froid, les écarts de régime ou l'abus des alcooliques, qui peuvent également y donner lieu, en déterminant un mouvement congestif dans les parties malades. Si on croyait devoir adopter cette interprétation dans un cas donné, il serait indiqué d'avoir recours à un traitement antiphlogistique et révulsif (boissons calmantes, bains de siége et cataplasmes chauds, etc.), tout en interrompant momentanément l'emploi des bougies.

4° Hémorrhagie. — On sera peut-être surpris de voir figurer l'hémorrhagie parmi les accidents qui peuvent survenir dans le cours de la dilatation. En effet, cet accident doit être tout à fait exceptionnel, et je n'aurais pas eu à en parler, si je n'avais eu connaissance d'un cas très-curieux, peut-être unique, qui a été raconté par M. Guyon, dans une de ses leçons cliniques, à l'hôpital Necker. Il avait eu dans sa clientèle particulière, un cas de rétrécissement ancien avec fistules périnéales. La dilatation simple avait été instituée comme traitement, et on était arrivé à grand'peine jusqu'à la bougie n° 16, lorsqu'il survint une *légère hémorrhagie*. On s'abstint de toute introduction de bougies pendant une semaine, puis on reprit le traitement, en faisant pénétrer, *sans efforts*, les bougies n° 16 et 17.

Le lendemain de grand matin on alla chercher M. Guyon; il s'était produit une nouvelle hémorrhagie qui avait débuté la veille, peu après la séance de dilatation, et qui persistait encore. L'hémorrhagie totale était vraiment considérable, comparable à une perte de femme en couche. » Ce malade, nous dit M. Guyon, était probablement *hémophile.*

C'est ici qu'il convient de reproduire ce que dit Thompson au sujet de l'*hématurie vésicale* qui peut survenir pendant le traitement par la sonde à demeure : « J'ai appris par expérience que, lorsque l'urine devient fortement teintée de sang, ainsi qu'll arrive parfois après un séjour de l'instrument de quarante-huit à soixante-douze heures, il est prudent d'enlever la sonde et d'interrompre le traitement pendant quelques jours » (Thompson, On stricture).

5° Accidents inflammatoires. — *a. L'uréthrite* est plutôt un phénomène banal de la dilatation qu'un accident pouvant revêtir le caractère de complication. J'ai dû déjà en parler à ce titre ; je me contente donc de rappeler que, pour M. Guyon, l'uréthrite modérée n'est ni un inconvénient sérieux, ni un élément indispensable au succès de la dilatation. Si, par hasard, elle revêtait un véritable caractère d'acuité, ce qui doit être très-rare, elle pourrait indiquer la cessation momentanée des séances de dilatation.

b. Cowpérite. — M. Guyon a vu survenir une fois cette complication chez un de ses malades, de l'hôpital Necker; dans ce cas, il se forma un abcès périnéal, en arrière du bulbe ; on incisa sur la ligne médiane, couche par couche, et il s'écoula du pus, non mélangé à de l'urine.

c. Prostatite. — Accident exceptionnel. L'inflammation, peu intense ordinairement, est, dans quelques cas rares, phlegmoneuse et *suppurative.* En pareil cas, comme dans le cas précédent, il serait indiqué de cesser la dilatation pour s'occuper de la complication ; à la disparition de celle-ci, le traitement du rétrécissement pourrait être repris.

d. Cystite. — Cet accident, qui n'est pas rare pendant la dilatation temporaire, survient fréquemment pendant la dilatation permanente. Elle fait beaucoup souffrir, et je crois qu'on doit attribuer à cette complication les douleurs excessives que fait parfois subir aux malades la sonde à demeure; la description suivante, que j'emprunte à Civiale, se prête, je crois, à cette interprétation :

« Dans certains cas, ces derniers phénomènes (cuisson et douleur) ont peu d'intensité; ils diminuent progressivement. . . . . Quelquefois, au contraire, l'irritation et la douleur augmentent d'une manière progressive, et à tel point que la présence de l'instrument devient intolérable. Les besoins d'uriner se rapprochent de plus en plus, et après la sortie de quelques gouttes d'urine, des douleurs vives se font sentir. De locales qu'elles étaient, les souffrances deviennent générales ; la fièvre s'allume, etc., etc. (Civiale, *loc. cit.*, p. 251).

Ordinairement de peu d'intensité et de peu de durée, tant qu'elle existe, la cystite contre-indique absolument la continuation du traitement au moyen des bougies.

e. Orchite. — Elle constitue un des accidents les plus fréquents du cathétérisme ; mais on l'observe beaucoup plus souvent chez les *vieillards* qui sont astreints à l'emploi fréquent de la sonde (hypertrophie de la prostate), ou qui subissent la lithotritie, qu'on ne la voit chez les adultes traités pour rétrécissement. Thompson en parle en ces termes à propos de la dilatation permanente, qui en est plus souvent cause que le procédé temporaire : « Parfois il survient une orchite, accident qui peut se rencontrer aussi à la suite du simple passage d'une bougie, ou de son séjour pendant une durée de quelques minutes dans l'urèthre. La cause doit tout d'abord être supprimée, et l'affection sera traitée ensuite suivant les règles ordinaires » (On stricture, p. 116).

f. La néphrite peut-elle résulter de l'emploi des bougies ? Il est très-difficile de répondre catégoriquement à cette question, qui porte sur un sujet aussi complexe, aussi obscur que celui de la pathogénie des affections chirurgicales des reins. M. Guyon, tout en admettant la possibilité de cette action fâcheuse de l'emploi du *cathétérisme* (il ne s'agit pas seulement ici de la dilatation, mais de toute irritation mécanique ou instrumentale de la muqueuse uréthrale), M. Guyon, dis-je, pense que la production de la néphrite ne peut pas, d'une manière générale, être imputée à la dilatation.

Mais j'aurai à revenir sur la question des *altérations rénales*, en parlant de la fièvre et des frissons qui constituent le dernier et le plus important des accidents de la dilatation.

6° Fièvre uréthrale. — Cette redoutable complication des affections des voies urinaires, surtout des affections de l'urèthre, survient parfois dans le cours de ces maladies, et plus souvent *à la suite des opérations* auxquelles elles donnent lieu. Depuis longtemps elle est connue des chirurgiens, au point de vue de ses caractères, de ses causes prédisposantes et excitantes et, jusqu'à un certain point, de sa thérapeutique; mais ce qui reste encore relativement dans le vague, à l'état de présomption plus ou moins vraisemblable, c'est la nature intime, la *physiologie pathologique* du phénomène. Je n'ai pas à m'occuper de la fièvre uréthrale au point de vue des théories à l'aide desquelles on cherche à élucider la question de sa nature, d'autant moins que c'est là un sujet que mon collègue et ami Malherbe a choisi pour la matière de sa thèse de doctorat (1). Je dois donc me contenter de décrire aussi brièvement que possible le syndrome, *fièvre uréthrale*, sous ses principales faces, en faisant ressortir avec soin les détails cliniques qui peuvent nous intéresser au point de vue du sujet dont nous nous occupons.

Il importe au praticien de bien connaître cette complication, de savoir déterminer son degré de gravité qui est très-variable, afin de se mettre à même d'utiliser dans la mesure du possible sa valeur pronostique, et afin d'en tirer les in-

(1) V. A. Malherbe, De la fièvre dans les maladies des voies urinaires. Paris, 1872. J. — Girard. Résorption urineuse et urémie, Paris, 1873. — W. Banks, On urethral fevel. Edin. med. Journ. Juin 1871.

dications précieuses dont elle peut être la source relativement à la thérapeutique des rétrécissements.

Et d'abord en quoi consiste le phénomène? Pour en faire connaître les traits principaux, je ne puis faire mieux que de reproduire la description très-exacte que donne Thompson : « On voit des malades affectés de rétrécissements qui sont invariablement pris de frissons après le cathétérisme, ou après l'introduction d'une bougie qui dépasse d'un numéro seulement celle dont leur urèthre a l'habitude ; certains malades même sont sujets à être atteints de ces accès sans cause excitante appréciable ; ceci se voit surtout chez ceux qui ont longtemps habité des pays chauds. L'application à l'urèthre de substances irritantes et caustiques, est également suivie souvent de fièvre. Le phénomène dont il s'agit est si bien connu et il a des caractères tellement nets, qu'on lui a donné le nom significatif et approprié de fièvre intermittente uréthrale. Elle peut survenir, en dehors du cas de rétrécissement, sous l'influence d'irritations diverses de l'urèthre. Dans nombre de cas, elle n'apparaît que consécutivement à la première miction qui suit l'application de l'agent irritant, comme si elle dépendait du contact de l'urine avec la muqueuse excoriée, ou avec la plaie, dans les cas où on a pratiqué des incisions. »

« J'ai souvent fait la remarque, ajoute Thompson, que les symptômes dont il s'agit sont presque constants, lorsqu'il existe des signes d'affections organiques des reins ; à tel point que nous sommes en droit de soupçonner l'existence d'une altération de ces organes, lorsque nous voyons survenir des frissons intenses, à la suite d'une irritation légère de l'urèthre chez des malades qui ne sont pas prédisposés par l'influence du climat, ou par toute autre cause, à être affectés de frissons, et qui portent d'anciens rétrécissements. J'ai vu survenir plus d'une fois l'anurie (1) avec mort rapide

(1) V. aussi Thompson, art. Suppression d'urine. — Holmes, System of surgery, vol. IV, p. 879.

à la suite de l'introduction dans le canal d'un instrument plus volumineux que celui auquel le malade était accoutumé... La rapidité avec laquelle la mort peut survenir, en pareil cas, à la suite d'une lésion en apparence insignifiante, chez des malades qui sont affectés à un degré avancé d'altérations chroniques des reins, est vraiment surprenante. La terminaison fatale paraît être due à un empoisonnement général par l'urée; les lésions qu'on trouve à l'autopsie dans ces cas ne suffisent pas à rendre compte des phénomènes qu'on a observés; on ne trouve pas de traces d'altérations aiguës constatables à l'œil nu, dont on puisse faire remonter l'origine à la lésion uréthrale. Il est vraisemblable qu'à la suite d'une lésion très-légère, subie par l'urèthre, la fonction qui régit l'élimination de l'urée se trouve frappée d'un arrêt subit et absolu comme par la propagation de quelque choc qui viendrait ébranler l'organe excréteur, dans les cas où celui-ci était déjà profondément altéré. J'ai vu un cas de rétrécissement étroit et invétéré, où la mort résulta en moins de cinquante-quatre heures, à partir de l'introduction d'un instrument qui avait été habituellement employé déjà sur le malade, au moins cent fois; le passage de l'instrument n'avait causé aucune lésion de l'urèthre, comme il put être constaté à l'autopsie par plusieurs personnes qui firent un examen attentif des pièces. Dans ce cas, il survint des frissons et des vomissements environ une heure après la séance de cathétérisme, et à partir de ce moment jusqu'à l'instant de la mort, pas une once d'urine ne fut sécrétée. On constata à l'autopsie une congestion des reins, portée à un degré extraordinaire et le parenchyme rénal était tellement ramolli et friable qu'il se désagrégeait sous une faible pression (1). Il était évidemment survenu des altérations très-rapides de ces organes, mais nulle part ailleurs, on ne trouva de traces

(1) V. W. Roberts. Practical freatise on urinam and Renal Diseases, 2e édit. 1872. L'auteur rapporte un cas tout pareil à celui de Thompson.

d'inflammation dans l'appareil urinaire. » (Thompson, *On stricture*, p. 98, 94, 95.)

On peut distinguer deux formes de cette complication, l'une *légère*, l'autre *grave*; ou plutôt *deux degrés*, car il est infiniment vraisemblable que les phénomènes ont toujours une même pathogénie intime, quel que soit leur degré d'intensité; la fièvre uréthrale ne serait alors rien autre chose qu'un *syndrome symptomatique* de la *néphrite interstitielle* plus ou moins aiguë, plus ou moins invétérée (1). — Lorsqu'elle se présente chez des malades dont les reins n'ont pas été préalablement altérés, la fièvre revêtirait la forme légère, tandis que chez les individus à reins altérés au degré constaté par Thompson, elle prendrait la forme grave en s'accompagnant d'*insuffisance rénale* ou d'*anurie;* l'insuffisance rénale, toutefois, ne porte pas seulement sur l'excrétion de l'urée, mais sur celle de l'urine en totalité; les phénomènes d'intoxication qui font partie de l'accès relèveraient plutôt d'une *urinémie* que de l'urémie proprement dite, dont les symptômes s'éloignent notablement de ceux de la fièvre uréthrale, ne serait-ce que par les convulsions et l'abaissement de température. La physiologie pathologique du syndrome complexe, *fièvre uréthrale*, est encore un sujet très-obscur, mais l'intervention constante de la phlegmasie rénale, d'origine réflexe, parait être un fait acquis (2). M. Guyon partage l'opinion de Thompson relativement à l'étiologie de la fièvre uréthrale. En parlant de la mortalité dans les cas de rétrécissements traités par la dilatation, nous verrons que les résultats publiés par Bryant dans la statistique nombreuse de Guy's Hospital (603 cas) sont parfaitement conformes à cette manière de voir.

Récapitulons brièvement les *symptômes caractéristiques* de

(1) M. Dolbeau, de son côté, est arrivé à la même interprétation des accidents fébriles d'origine uréthrale (V. Traité de la pierre dans la vessie, p. 166).

(2) V. M. Bourneville, Études cliniques et thermométriques sur les maladies du système nerveux. Paris, 1872.

chaque forme. Nous verrons que *suivant le degré de gravité variable* qu'elle revêt chez les malades affectés de rétrécissements, la fièvre uréthrale fournit des *présomptions relatives à l'état des reins*, et que celles-ci se convertissent en *indications* précieuses pour le choix de la méthode de traitement ; nous aurons donc à examiner jusqu'à quel point cette complication peut être *prévue et évitée* antérieurement à l'application de la dilatation, et nous aurons à fixer la *conduite à tenir* lorsqu'elle vient à sévir pendant le cours du traitement déjà institué.

A. *Forme légère* : caractérisée par un *frisson* souvent *intense*, généralement *unique*, accompagné d'élévation rapide de la température (39° à 40°) et suivi de *sueurs profuses*, avec inappétence absolue, nausées et *vomissements* ; mal de tête excessif, courbature générale et parfois douleurs et sensibilité à la région rénale ; à ces phénomènes aigus succède un état d'abattement et de faiblesse extrême ; disparition complète au bout de quelques heures, d'un ou deux jours, de tous les symptômes, et *retour à l'état de santé antérieur*.

Il faut le dire, rien dans l'état actuel de nos connaissances ne peut faire prévoir la susceptibilité qu'ont certains malades de présenter ces phénomènes à la suite d'une séance de cathétérisme ; nous ne connaissons aucune donnée *pronostique*, si ce n'est celle ayant trait à l'influence des climats chauds mentionnée par Thompson, ce qui est fort peu de chose. Mais les ressources *prophylactiques* sont plus riches. Elles consistent à éviter avec un soin jaloux toute violence, tout *excès de zèle*, dans l'application des instruments à la muqueuse uréthrale ; elles consistent à tenir compte de tous les petits accidents décrits antérieurement, qui peuvent survenir pendant le cours de la dilatation, et qui, nous l'avons déjà dit, lorsqu'il en a été directement question, doivent servir *d'avertissement* au chirurgien.

L'*indication thérapeutique* est nette le plus souvent : cesser immédiatement de « taquiner » l'urèthre par l'introduction des bougies, *interrompre la dilatation du rétrécissement*; voilà la première indication et la plus importante. Puis, *attendre*, en prescrivant tous les moyens employés usuellement grands bains chauds, sinapismes sur les reins, agents sudorifiques, etc., y compris le sulfate de quinine, à moins qu'on ne soit absolument convaincu de son inutilité en pareil cas (1).

Après apaisement entier de l'état aigu, et retour à l'état de santé ordinaire, au bout d'une semaine environ, on peut se permettre de reprendre le traitement; alors se constate un fait qui souvent surprend agréablement le chirurgien; il se trouve que le calibre de l'urèthre est resté au même point que celui qu'il présentait avant l'interruption du traitement; la dilatation a perdu du temps par le fait de la complication, mais elle n'a pas perdu du terrain; elle n'a pas rétrogradé. M. Guyon fait souvent remarquer ce fait aux élèves de son service.

N'y a-t-il pas imprudence à revenir à la dilatation après un premier avertissement sous forme d'accès fébrile à frisson? Règle générale, *non*; pourvu, bien entendu, qu'on redouble de précaution. Ainsi, on aura soin de pécher par excès de douceur dans les manœuvres opératoires; on évitera de laisser séjourner les bougies dans le canal (2); il sera alors permis d'espérer que l'urèthre finira par *s'accoutumer* au contact des instruments, et que la tendance à la réaction fébrile ira en s'éteignant pour disparaître tout à fait. (Au sujet de l'*accoutumance* dans ses rapports avec la fièvre uréthrale, voyez Civiale, p. 214, et Thompson, *On stricture*, p. 166.)

B. Forme grave : Celle-ci ne saurait être guère distinguée de la forme précédente au moment même où elle vient à

(1) V. Malherbe, loc. cit., p. 77. — Dolbeau, loc. cit., p. 168.

(2) « Dans la généralité des cas, il est rare d'observer des accidents fébriles et nerveux pendant l'usage des bougies, lorsqu'on a procédé régulièrement à leur introduction et qu'on a évité de les laisser en place. » Civiale, p. 212-213.

faire explosion, car l'intensité des premiers phénomènes (frisson, température très-élevée, etc.) est souvent la même dans les deux cas. Une première donnée diagnostique peut parfois se tirer des antécédents du malade (rétrécissement très-invétéré, santé générale depuis longtemps minée, tendance à avoir des accès fébriles irréguliers, etc.). La deuxième caractéristique, plus nette que la première, consiste dans la *durée des accidents*. Ainsi, au lieu d'*un frisson*, se renouvelant tout au plus une fois, il survient, à la suite de l'emploi méthodique de la bougie, des *frissons répétés*, un, deux, par jour, *pendant plusieurs jours de suite;* le malade, privé de tout appétit, a des *vomissements fréquents*; souvent il y a de la *diarrhée*, toujours des *sueurs extrêmement profuses*; *l'urine*, par contre, est rare, peu abondante, la *diminution* pouvant, dans certains faits exceptionnels, aller jusqu'à la suppression complète, jusqu'à l'*anurie*; en pareil cas, l'affaiblissement extrême devient un affaissement complet qui conduit en peu de temps au *coma* et à la mort.

Entre cette forme et la forme légère, entre ces deux degrés d'un même état morbide, il existe toute une série de degrés intermédiaires, dans lesquels la fonction rénale, plus ou moins compromise, se rétablit, et les symptômes s'amendent. Sir H. Thompson n'a vu qu'une fois la sécrétion de l'urine se rétablir, avec guérison du malade, après une suppression qui avait duré 48 heures; mais il a vu un assez grand nombre de malades guérir, après une suppression d'urine de 20 heures de durée (1).

Quels sont les *signes* auxquels on peut reconnaître qu'un malade offre un terrain favorable au développement de cet appareil fébrile si redoutable? Ces signes sont ceux des altérations invétérées des reins, de la *néphrite interstitielle chronique* et suppurée. Malheureusement, bien que dans beaucoup de cas le diagnostic de cette affection n'offre au-

(1) Sir H. Thompson, art. Suppression of urine. — Holmes, System of surgery, vol. IV, p. 880.

cune difficulté, dans d'autres au contraire, ou bien l'altération graduelle des reins, fait étrange, reste *latente*, minant la santé générale du malade d'une manière occulte jusqu'à ce qu'une intervention chirurgicale en apparence insignifiante (une séance de cathétérisme par exemple) vienne mettre le feu aux poudres ; ou bien, d'autre part, comme le dit Thompson (1), les symptômes de la dégénérescence des reins existent bien, mais il est impossible de les dégager des autres symptômes propres à l'affection uréthrale ou vésicale, qui est l'origine première du mal rénal, et avec lesquels ils se trouvent pour ainsi dire enchevêtrés ; il est alors impossible de convertir les symptômes qu'on peut constater en *signes* ayant une *valeur diagnostique certaine.*

En présence de cette situation, il vaudrait mieux pécher par excès de prudence et se comporter vis-à-vis d'un cas *douteux* comme si le pis était à craindre.

La conduite à tenir alors n'est pas douteuse : l'indication est univoque et précise. Il faut cesser d'irriter, d'agacer l'urèthre (qu'on me passe l'expression) avec les bougies ; il faut renoncer à la dilatation, et, dès l'apaisement des phéno-

(1) Sir H. Thompson, Pratical Lithotomy and Lithotrity, London, 1871, 2e édition.

« Il faut admettre que nous ne possédons jusqu'à présent aucun moyen de reconnaître avec certitude l'existence de ces altérations (c.-à-d. la néphrite et la pyélite chroniques)..... La pyélite invétérée et même la néphrite chronique peuvent parfois exister malgré l'absence de signes physiques et rationnels, » p. 255.

« De plus, les signes de cette altération ne peuvent être dégagés d'une manière distincte des symptômes qui dépendent de l'affection uréthrale ou vésicale, qui est l'origine première de l'affection rénale. L'examen des urines ne tranche pas la question, et le diagnostic doit reposer, à l'état de présomption sur des symptômes qui ne sont nullement pathognomoniques, » p. 279.

Voyez aussi sur les altérations des reins et leur diagnostic, une leçon très-intéressante de sir H. Thompson, faite à University College Hospital, le 28 février 1873, et reproduite dans le Lancet du 14 mars 1873, et dans la Gazette hebdomadaire (traduction) des 7 et 14 mars 1873. Dans cette leçon, de date toute récente, l'auteur que nous citons affirme de nouveau l'impossibilité d'un diagnostic sûr et précis dans un certain nombre de cas de pyélonéphrite grave et invétérée.

mènes aigus menaçants, il faut s'empresser de rendre immédiatement un large cours à l'urine, par le moyen le plus efficace et le plus rapide ; loin de porter préjudice aux reins, ce traitement énergique leur vient en aide, pour ainsi dire, en supprimant du coup l'obstacle uréthral, dont le retentissement éloigné est la cause de leur dégénérescence. L'opération qui convient alors est l'uréthrotomie interne ou la divulsion. Car, c'est un fait assez surprenant au premier abord, quoique bien connu (1), l'urèthre supporte mieux en pareil cas un grand coup, vigoureusement frappé, qu'il ne supporte une succession d'agaceries persistantes, comme celles qu'entraîne l'application de la dilatation la plus sagement conduite ; ce caractère capricieux en apparence que présente la muqueuse uréthrale, n'est pas aussi inexplicable qu'il peut le sembler de prime abord ; ce sont les *reins* plutôt que l'urèthre, qui refusent de s'accommoder de l'emploi des bougies, qui s'exaspèrent et s'insurgent sous le *stimulus renouvelé* sans cesse, qui, parti de la muqueuse uréthrale, se transmet réflexement par la voie du grand sympathique jusqu'à l'organe sécréteur de l'urine.

7° Du degré de mortalité qu'on peut imputer a la dilatation. — Je ne crains pas d'affirmer que la mortalité, dans les cas de rétrécissements soumis à la dilatation, sera strictement en raison directe de la proportion des cas où on aura appliqué ce traitement à des malades déjà atteints d'affections rénales graves ; de telle sorte que si les indications telles que nous aurons à les formuler plus loin, sont saisies et obéies avec discernement, la mortalité sera réduite au minimum, c'est-à-dire à une mortalité non pas nulle (car les malades en traitement restent exposés à toutes les éventualités qui tendent à abréger les jours des hommes), mais à une mortalité approchant de celle qui existe d'une manière générale chez les adultes d'une santé médiocre. La mortalité parmi les malades qui subissent la dilatation dépend, ai-je dit, des lésions rénales préexistantes, lésions dont on peut

(1) Reverdin, loc. cit., p. 92.

souvent reconnaître à temps l'existence, et qui contre-indiquent formellement l'emploi de cette méthode de traitement. Pour prouver mon dire relativement au rôle néfaste rempli presque sans partage par l'affection rénale, il me suffira d'en appeler à la statistique publiée par Bryant (1) et qui contient le relevé de 603 cas de rétrécissement simple et traumatique de l'urèthre traités à Guy's Hospital. Ces cas ont été traités d'une manière aujourd'hui tout à fait démodée; sur les 603 cas, 565 malades ont été soumis à la dilatation, les 38 autres ayant subi l'opération d'uréthrotomie externe avec ou sans conducteur; l'uréthrotomie interne, opération dont l'utilité était encore à cette époque en litige, n'a pas été employée dans un seul cas; c'est dire que, sur les 565 cas traités par la dilatation et parmi lesquels les morts s'élèvent à 36 (c'est-à-dire à 6 0[0) un grand nombre de *cas à uréthrotomie* ont dû être traités par la dilatation, contrairement aux indications telles qu'on les comprend aujourd'hui (2).

(1) Bryant, Guy's Hospital reports, 3e series, vol. VIII, p. 147.

(2) Ici je dois relever une erreur importante qui a été commise à la Société de chirurgie lors de la discussion à laquelle nous avons déjà fait allusion (Soc. de chir., séances des 24, 31 mai et 12 juillet 1865), et qui est par trop de nature à porter préjudice aux intérêts de la dilatation, pour que je ne m'empresse pas de la rectifier. La statistique de Bryant a été citée par Follin, et, à la suite de celui-ci, par M. Perrin, comme comportant sur un total de 603 cas, 565 cas de dilatation, 5 cas d'uréthrotomie interne, et 33 cas d'uréthrotomie externe. La mortalité aurait été dans la proportion de 36 cas sur un total de 565, soit 6/100, chiffre représentant la mortalité imputée à la dilatation; on a comparé ce résultat fâcheux à celui que donnait un autre relevé de 200 cas d'uréthrotomie interne, où la mortalité n'avait été que de 2 et demi 0/0. J'ai à répondre d'abord qu'il est injuste, pour la dilatation, de s'en rapporter, pour apprécier le mérite de ce traitement, à une pratique aussi démodée que celle dont je viens de démontrer les errements, parfaitement évitables aujourd'hui. Mais il y a autre chose à relever dans cette discussion, à savoir : de véritables erreurs dues à ce qu'on a incomplètepris connaissance du document dont il s'agit. D'abord aucun de ces cas n'a été traité par l'uréthrotomie interne, Bryant le déclare expressément. De plus, il a lui-même fait, parmi ces cas de dilatation, un départ qu'on aurait dû reproduire ; sur le total de 565 cas de rétrécissements non traumatiques, traités par la dilatation, 345 cas seulement étaient des cas simples, sans com-

Eh bien ! voici ce qu'a fait constater *l'examen nécroscopique* chez les sujets, au nombre, avons-nous dit, de 36 sur 603, qui avaient succombé pendant ou après le traitement, tant par la dilatation que par l'uréthrotomie externe : chez 26 de ces sujets, on put pratiquer l'autopsie; chez chacun d'entre eux *sans exception* on constata des *altérations graves et invétérées* des reins. De plus, Bryant nous apprend que dans les 10 autres cas où l'examen nécroscopique n'avait pu être fait, il y avait eu pendant la vie *des signes irrécusables d'altérations rénales*. Et voici la conclusion qu'il tire de ces faits : « Ce serait peut-être une exagération, si on affirmait que l'affection rénale est l'unique cause de mort dans les cas de rétrécissement; mais elle en est la principale cause. »

La conclusion générale, c'est que les sujets qui sont atteints, à un degré avancé, de néphrite chronique sont pour ainsi dire *condamnés d'avance*; qu'ils succomberont tôt ou tard à l'altération incurable des reins quoi qu'on fasse; et que la méthode de traitement qui sera grevée de ces cas si défavorables, s'en ressentira dans la mortalité moyenne qu'on pourra lui imputer. Mais comme il est dûment constaté que les sujets dont il s'agit se trouvent beaucoup mieux de *l'uréthrotomie* (1), qui prolonge souvent leur existence sans les guérir, que de la *dilatation*, dont l'intervention a pour eux des résultats désastreux, il en résulte que c'est à *l'uréthrotomie* de s'en charger, à ses risques et périls; celle-ci s'en trouvera plus mal, au point de vue de sa statistique, mais les malades s'en trouveront mieux.

plications; sur ces 345 cas les morts ont atteint le chiffre 9; c'est une mortalité de 2/6 0/0, mortalité qui est, comme on le voit, relativement favorable et capable de soutenir la comparaison avec celle qu'on attribue à l'uréthrotomie interne, à savoir : 2/5 0/0. Ce n'est qu'en englobant ensemble les cas de rétrécissements simples et les cas compliqués d'accidents graves, qu'on a pu constituer la mortalité de 6 0/0 qu'on a reprochée à la dilatation. Ce sont les cas compliqués, qu'on traiterait aujourd'hui par l'uréthrotomie ou la divulsion, qui, traités par la dilatation, ont été cause de la mortalité considérable qu'on voudrait imputer à la dilatation.

(1) V. Reverdin, loc. cit., p. 92.

CHAPITRE VII.

AVANTAGES ET DÉSAVANTAGES DE LA DILATATION. APPRÉCIATION.

A. *Dilatation temporaire.* — Je pourrai me contenter de rappeler en les récapitulant brièvement les principaux faits qui caractérisent ce procédé d'une manière avantageuse; ensuite je mettrai en regard de ceux-ci les *désavantages* qu'on peut lui reprocher; je serai alors à même de formuler une appréciation motivée de la valeur générale du procédé.

a. *Avantages que présente la dilatation temporaire* : — 1° *Innocuité* relative ; nous avons en effet pu constater que, sous ce rapport, la dilatation ne le cédait en rien à l'urèthrotomie interne ; que les cas de mort qui surviennent pendant son emploi relèvent invariablement d'une cause qui domine de son influence néfaste, toute la chirurgie des voies urinaires ; que les cas de ce genre sont précisément ceux qui ne sont pas justiciables de la dilatation.

2° *Liberté qu'elle laisse aux malades.* — Celle-ci constitue un des principaux avantages du procédé dont nous nous occupons; sans elle, il n'y aurait guère à choisir entre la dilatation et l'uréthrotomie interne. C'est dire, qu'à l'hôpital, où le séjour au lit est forcé jusqu'à un certain point, le procédé de la dilatation perd un de ses principaux avantages, à moins que le malade ne se contente de venir tous les deux jours se faire soigner à la consultation, comme *malade externe* ; — alors l'application de ce procédé a le grand avantage de le guérir sans qu'il soit nécessaire de lui consacrer un lit, *sans que le malade coûte des journées d'hôpital* à l'assistance publique (v. obs. 2). Mais pour les hommes d'affaires, la liberté d'allures que leur laisse la dilatation temporaire est un avantage des plus précieux, sur lequel il n'est pas nécessaire d'insister.

3° *Durée peu considérable du traitement* :— On a vu que la durée moyenne du traitement chez les malades traités à l'hôpital Necker par la dilatation temporaire, était de vingt-huit jours ; mettons *un mois*. On admettra, j'espère que cette durée, s'éloigne notablement de celle qu'on voit attribuer à la dilatation par les partisans des méthodes dites rapides.

a. *Désavantages de la dilatation temporaire* : — 1° *Lenteur :* — On pourra être surpris de me voir accepter ce reproche pour la dilatation, après que je viens de revendiquer pour elle, l'avantage de guérir les malades en un temps relativement court. Il suffira de s'entendre sur les mots pour faire disparaître toute espèce de paradoxe ; et il est d'autant plus important de bien s'entendre, que la lenteur est le principal inconvénient de la dilatation aux yeux de tous ses détracteurs. Or, si on entend reprocher à la dilatation d'avoir une *durée totale* excessivement longue, à cela je dirai : *non* ; la dilatation agit presque aussi rapidement que n'importe laquelle des autres méthodes ; elle agit tout au moins *assez rapidement* pour ne pas démériter à ce titre ; mais si d'autre part on veut dire que la dilatation ne porte point remède au rétrécissement d'une façon rapide, immédiate, je repondrai : *oui* ; cette méthode ne parvient à vaincre l'obstacle, qui s'oppose au cours de l'urine, que petit à petit, et au bout d'un certain temps. Cet inconvénient, *nul* dans la plupart des *cas simples* devient *grave* dans tous les cas où il importe de lever rapidement la barrière qui empêche l'écoulement des urines, en rendant immédiatement au canal toute sa largeur.

2° *Récidives* : — La dilatation expose-t-elle aux récidives plus que les autres méthodes qui ont la prétention de procurer des guérisons plus ou moins radicales? A cela je répondrai que les observateurs les plus consciencieux et les plus impartiaux (et il faut dire que généralement on rencontre ceux-ci parmi ceux qui n'ont inventé aucun instrument destiné au traitement des rétrécissements) admettent presque tous aujourd'hui l'*incurabilité radicale* des rétrécissement comme démontrée, autant par les faits d'observation, que par les notions que nous possédons sur l'anatomie pathologique de l'affection (1).

Il ne s'agit donc plus pour les partisans respectifs des méthodes rivales de continuer à se renvoyer ce reproche fondé sur l'existence *des récidives* ; tout rétrécissement tend à récidiver plus où moins rapidement, dès qu'on cesse de le traiter ; c'est pour cela que toutes les opérations, même celles dont les partisans chantent le plus haut les louanges, doivent être suivies de soins consécutifs d'une durée indéfinie, sous peine de ne produire que des résultats transitoires. Il en est de même naturellement pour la dilatation.

Or, je crois qu'on peut admettre que les résultats de la dilatation, lorsqu'elle est bien appliquée, n'ont rien à envier à ceux des autres méthodes. Certainement parmi les *cas réfractaires*, parmi les « resilient strictures, » on trouvera des cas de récidive rapide, voire même presque immédiate ; ces cas-là, la dilatation est impuissante à les traiter avec succès ; elle les abandonne à l'uréthrotomie. Mais parmi les cas de *rétrécissements simples* pas trop anciens, n'ayant pas subi un traitement antérieur, surtout n'ayant pas été opérés, que de succès durables, de bon aloi ! Je rappellerai le cas de Follin, où un rétrécissement dilaté par lui restait *guéri* depuis douze ans ; celui de Bourguet (d'Aix) où la guérison se maintenait depuis seize ans (2). Quant aux récidives qui peuvent survenir après l'urèthrotomie, je me contente à leur sujet de renvoyer le lecteur au mémoire de Reverdin, déjà cité (p. 55). On trouvera en outre à la fin de mon travail une observation (obs. 4) qui m'a paru assez intéressante

(1) Béniqué, op. cit., p. 5. — Thompson, Clin, lect., p. 20. — Bryant, Guy's Hospital reports. 3e series, vol. VIII, p. 159.

(2) Soc. chir., séances des 24, 31 mai et 12 juillet 1865.

pour mériter d'être reproduite comme exemple à la fois de *récidives multiples* après l'uréthrotomie interne (Civiale), et de résistance à la dilatation appliquée consécutivement aux récidives ; ce malade a finalement subi la *divulsion* dans le service de mon ancien maître M. Voillemier, qui a bien voulu me permettre de publier cette observation recueillie dans ses salles ; ce malade, revu quinze mois plus tard par M. Voillemier, conservait encore complètement les bénéfices de l'opération.

3° *Accidents* que peut produire la dilatation : Je crois avoir démontré que des accidents qui surviennent parfois pendant la dilatation temporaire, les uns sont *insignifiants* ou imputables à des fautes commises dans l'application du procédé ; que les autres plus *graves*, tantôt peuvent être prévus et évités, tantôt indiquent l'emploi d'une autre méthode. Le reproche de produire des accidents ne doit donc plus subsister,

Appréciation de la dilatation temporaire. — Cette méthode, appliquée conformément aux préceptes et aux indications que prescrit une sage pratique, constitue le *meilleur traitement* à employer contre *les rétrécissements simples*, d'origine non traumatique, et ni trop invétérés, ni récidivés ; certains rétrécissements même qui reconnaissent une *origine traumatique* peuvent être traités avec succès par ce moyen, surtout si on emploie la dilatation temporaire avec séjour peu prolongé de la dernière bougie de chaque séance.

La dilatation temporaire convient surtout comme traitement à employer chez les hommes d'affaires, ceux-ci ne pouvant se soumettre à la nécessité de garder le lit que comportent tous les autres traitements ; elle sera également employée avantageusement chez les *malades d'hôpital* dont l'état n'est pas assez grave pour nécessiter qu'on leur donne un lit.

Outre l'avantage qui lui est particulier, de laisser aux

malades leur *liberté*, ce traitement présente une *innocuité* presque absolue et des résultats qui pour la *durée* ne le cèdent en rien à ceux que procurent les autres moyens de traitement.

B. *Dilatation permanente.*

a. *Avantages :* — 1° *Rapidité d'action :*— Cette qualité, qui a son prix dans certains cas, est compensée par le peu de durée de la dilatation que fournit le procédé dont il s'agit ; prenons acte cependant de ce fait, que la dilatation permanente agit *sûrement* et *rapidement*, tout en exposant à de promptes récidives du rétrécissement.

2° *Efficacité* :— Ce procédé réussit parfois contre les rétrécissements irritables, qui se sont montrés réfractaires à la dilatation temporaire ; employé momentanément à ce titre, il peut quelquefois rendre des services comme *adjuvant*, dans le cours de la dilatation temporaire, lorsque celle-ci vient à éprouver un temps d'arrêt.

3° Lorsqu'un malade pusillanime refuse de se soumettre à l'uréthrotomie interne, par crainte d'une opération qu'il croit trop douloureuse, la dilatation permanente pourra rendre des services.

b. *Désavantages* : — 1° Ce procédé est aussi assujettissant que les méthodes qui comportent une opération et le séjour plus ou moins prolongé au lit (uréthrotomie interne et divulsion). Il est donc sous ce rapport très-inférieur à la dilatation temporaire.

2° *Accidents* : —Nous avons vu au chapitre où il est question des accidents et complications de la dilatation, que ceux-ci étaient plus souvent occasionnés par l'emploi de l'instrument à demeure dans le canal, que par le simple passage des bougies ; les douleurs intolérables, la cystite, l'orchite, la fièvre uréthrale, sont des accidents qui viennent souvent nécessiter l'ablation de la bougie pendant le cours de la dilatation permanente.

3° *Récidives* :— Celles-ci sont plus rapides après la dilatation par ce procédé qu'après tout autre traitement; c'est ce désavantage, avons-nons dit, qui contrebalance l'avantage précieux que constitue la rapide efficacité de l'emploi des bougies à demeure comme traitement des rétrécissements. La rapidité de la récidive est en raison directe de la rapidité de la dilatation.

Appréciation : — Comme la dilatation permanente n'a ni l'innocuité, ni les résultats durables de la dilatation temporaire, et comme elle constitue un traitement tout aussi assujéttissant pour le malade que l'uréthrotomie interne, elle n'a aucun droit a être préférée à celle-ci.

Comme *élément accessoire* du traitement des coarctations, ce procédé peut rendre des services très-utiles, soit au début de la dilatation temporaire, lorsque l'introduction des bougies est très-difficile, soit comme *traitement préparatoire*, avant l'application des méthodes qui exigent que l'urèthre se laisse franchir par une bougie conductrice (uréthrotomie de Maisonneuve — Divulsion) ou par l'extrémité d'un uréthrotomie agissant d'arrière en avant (instrument de Civiale).

CHAPITRE VIII.

DES INDICATIONS DE LA DILATATION.

Tous les auteurs qui ont écrit sur le traitement des rétrécissements dans ces derniers temps, à l'exception de ceux qui se font les partisans exclusifs d'une méthode unique, admettent que la dilatation convient comme traitement dans un grand nombre de cas, et ils s'accordent pour déclarer, que *les indications de la dilatation sont inverses de celles de l'uréthrotomie*; les indications de celle-ci étant les contre indications de celle-là, et réciproquement. Cette opinion qui avait déjà été émise par Robert(1) dans le rapport de la commission du Prix d'Argenteuil (1852) règne aujourd'hui d'une manière générale. Je citerai à ce propos M. Tillaux(2), MM. Trélat, Guérin, Dolbeau et Desormeaux (3), M. Reliquet(4) et M. Reverdin(5).

Ce dernier écrivant, en 1871, sur l'uréthrotomie interne a formulé des indications auxquelles je souscris sans réserve, ainsi que je l'ai dit au commencement de ce travail, et auxquelles je n'aurai que peu d'additions à faire. Je pourrais donc presque me contenter de reproduire son chapitre des indications de l'uréthrotomie interne; il me suffirait de retourner les indications qu'il pose, en convertissant celle-ci en contre indications de la dilatation, et vice versa, pour remplir ma tâche; je crois avoir assez longuement insisté, d'une part, sur les accidents auxquels l'emploi de la dilation peut exposer et, d'autre part, sur les avantages et désavantages de cette méthode, pour qu'il me soit permis de me dispenser de motiver en détail chaque précepte ayant trait aux indications. Je vais donc formuler celles-ci aussi brièvement que possible, en commençant par la dilatation temporaire, et en n'insistant particulièrement que sur certains points, auxquels le sujet du travail de M. Reverdin ne permettait pas de consacrer de longs développements.

A. *Des indications et contre-indications de la dilatation temporaire.*

1° *Indications.* — On peut dire d'une manière générale

(1) V. Reybard, Rétrécissement du canal de l'urèthre. Paris, 1853, p. 16.
(2) M. P. Tillaux, Thèse d'agrégation, De l'uréthrotomie, Paris, 1863.
(3) Discussion à la Soc. de chir., séances des 24, 31 mai et 12 juillet 1865.
(4) Reliquet, Traité des opérat. des voies urin., Paris 1871.
(5) Reverdin, loc. cit.

que la dilatation temporaire convient comme traitement à appliquer surtout aux *rétrécissements simples*, *d'origine non traumatique*, assez *récents*, non *récidivés* à la suite d'un traitement antérieur, surtout n'ayant *pas subi d'opération* antérieure (uréthrotomie ou divulsion interne) et présentant un *degré modéré d'étroitesse*.

2° *Contre indications*. — Celles-ci pourront paraître, à première vue, si nombreuses qu'on serait tenté d'en conclure que les cas où la dilatation est indiquée et utile, sont beaucoup moins nombreux que ceux où elle doit être proscrite au profit des autres méthodes. Je crois qu'il n'en est rien. Les cas qui rentrent dans la catégorie dont je viens d'énumérer les caractères distinctifs dépassent en nombre, j'en suis convaincu sans être toutefois à même de le prouver, ceux auxquels s'appliquent les contre indications énumérées plus bas. J'ajouterai qu'il faut espérer que les malades et les chirurgiens apprendront à combiner leurs efforts pour que les rétrécissements soient traités à des *phases peu avancées* de leur développement, avant qu'ils ne soient parvenus à un degré extrême d'étroitesse et d'induration, avant surtout que le retentissement éloigné de l'affection uréthrale n'ait eu le temps de produire des *altérations invétérées des reins*; alors le nombre des cas à dilatation ira en augmentant aux dépens de l'uréthrotomie, dont les applications diminueront de fréquence, et la mortalité générale parmi les malades traités de rétrécissement de l'urèthre sera moins grande (1).

(1) Cette question de la répartition des cas entre la dilatation et l'uréthrotomie n'est pas sans une certaine analogie avec celle des indications respectives de la lithotritie et de la taille. Ici de même, les indications se partagent entre les méthodes jadis rivales; la lithotritie se charge des cas faciles, tandis qu'à la taille incombe le traitement des cas graves; mais, comme le fait remarquer Sir H. Thompson, si le chiffre des revers de la taille ce trouve être défavorablement affecté par ce partage inégal, les résultats généraux que donne aujourd'hui le traitement de la pierre dans la vessie en sont beaucoup meilleurs; ce qu'il faut espérer, c'est qu'avec les

Les *contre indications* sont :

1° *Immédiates :* ce sont celles qui s'imposent au chirurgien dès qu'il a complété son diagnostic, avant d'avoir institué aucun traitement; elles se tirent de considérations ayant trait, soit au rétrécissement lui-même, soit aux complications que celui-ci peut présenter.

2° *Secondaires :* ce sont celles qui ne se font jour que consécutivement à l'essai infructueux du traitement; ici, c'est l'insuccès de la dilatation même qui contre indique la continuation de son emploi; cet insuccès peut résulter de l'*impuissance* du procédé (rétrécissements irritables ou élastiques) ou des *accidents* auxquels il donne lieu.

A. *Contre-indications immédiates.*

1° Les *rétrécissements du méat* doivent être débridés. C'est, je crois, convenu généralement; je ne m'y arrête pas; je rappellerai seulement que la dilatation est à tel point impuissante contre cette forme de rétrécissement, que souvent on est obligé d'avoir recours au débridement pendant le cours même de la dilatation la plus satisfaisante.

Les rétrécissements de la *portion pénienne* de l'urèthre opposent une grande résistance à la dilatation par la bougie, principalement lorsqu'ils sont le siége d'une induration annulaire, en virole. Cependant ce serait aller trop loin, si nous disions que ce siége du rétrécissement doit constituer une *contre indication formelle* à l'emploi du procédé.

progrès que fait la science, on apprendra de plus en plus à reconnaître de bonne heure la pierre dans la vessie, et à la traiter par la lithrotritie, de manière à faire disparaître de plus en plus les « cas à taille. »

Il en est de même pour les rétrécissements. Mais ici, c'est à l'incurie et à la procrastination des malades qu'est dû le plus souvent le caractère invétéré et grave des rétrécissements, tandis que, pour l'affection calculeuse, le retard apporté au traitement est généralement dû à ce que le diagnostic a échappé au médecin qui a assisté au développement des premiers symptômes.

V. Thompson, Lithotomy and lithotrity, London, 1871, p. 144-266.

2° Les rétrécissements *traumatiques* sont *toujours cicatriciels* et, à ce titre, contre indiquent le plus souvent l'emploi de la dilatation; quelquefois cependant ce moyen peut réussir. Si on veut se reporter à la statistique générale qui est à la fin de ce travail, on trouvera (au n° 3) les principaux faits concernant un cas de rétrécissement traumatique, récidivé au bout de deux mois après l'emploi de la dilatation; dans ce cas la dilatation avec séjour (15 minutes environ) fut employée, et, en 33 jours, le calibre fut porté du n° 10 au n° 19. La guérison s'est elle maintenue? Je n'en sais rien, et j'admets que les chances de récidive étaient considérables.

3° Les *rétrécissements très-étroits* se prêtent rarement bien à la dilatation; on peut voir au tableau de statistique générale, que le *calibre moyen* des cas traités par la dilatation temporaire dans le service de M. Guyon, était de 3 *millimètres* (n° 9). On voit que ce calibre est assez considérable, et que les rétrécissements étroits ne doivent pas avoir été nombreux parmi ceux qui ont été soumis à l'emploi de ce moyen.

Si l'on admet que l'*étroitesse excessive* doit constituer, jusqu'à un certain point, une contre indication à la dilatation temporaire, cela ne veut pas dire que ce moyen soit toujours impuissant à rendre au canal le degré de largeur voulu pour la guérison. Voici l'explication de cette contre indication, qui est loin d'être absolue : les rétrécissements très-étroits sont le plus souvent anciens et indurés; souvent ils ont déjà subi un ou plusieurs traitements; quelquefois ils ont été soumis à des *opérations* (uréthrotomie ou divulsion), et enfin, dans nombre de cas de ce genre, le malade présente un état général détérioré par des années de souffrances, sinon par l'*altération rénale* dont on doit toujours soupçonner l'existence en pareil cas. Je traiterai de cette dernière complication, et des indications qu'elle comporte, un peu plus loin; admettons, pour le moment, que les reins ne soient pas suspects : eh bien, dans un cas qui présente les caractères que je viens d'énumérer, il est rare que la dilatation réussisse (v. Obs. 3 et 4). Aussi est-il en général préférable de s'adresser d'emblée à l'uréthrotomie, plutôt que de s'exposer à des mécomptes. La *divulsion* même devra peut-être l'emporter sur l'uréthrotomie interne pour certains de ces cas de rétrécissements très-indurés. L'observation 4 est un exemple de l'efficacité de la divulsion dans un cas où l'uréthrotomie interne avrit été suivie de récidive à deux reprises.

Les complications qui peuvent nécessiter qu'on rejette la dilatation pour avoir recours à l'uréthrotomie sont celles :

1° Qui rendent l'*introduction fréquente des bougies difficile* et *périlleuse* ; en ce cas se trouvent les *fausses routes*, les *fistules uréthrales* et les *abcès*, les *tumeurs* et les *infiltrations urineuses* ; dans ces cas, la muqueuse uréthrale offre des *solutions de continuité*, qui rendent le cathétérisme fréquent très-difficile, sinon dangeureux ; il est inutile d'insister sur ce point.

2° Celles qui donnent lieu à la nécessité *urgente* de porter remède le plus tôt possible, voire même instantanément ; or, nous avons reconnu que la dilatation offrait l'inconvénient de ne fournir ses effets curatifs qu'*à la longue et graduellement*. C'est pour cela qu'elle ne convient pas lorsqu'il y a urgence.

1° *Incontinence* d'urine par dilatation passive de l'urèthre derrière l'obstacle. — L'uréthrotomie est très-rapidement efficace en pareil cas (1).

2° *Rétention d'urine chronique* et *partielle* avec *cystite chronique* ; dans ce cas il y a stagnation et décomposition ammoniacale de l'urine, donnant lieu parfois à des phénomènes d'intoxication par résorption (accès de fièvre avec

(1) V. Reverdin, loc. cit., p. 80.

sueurs, vomissements et diarrhée, coma). Cette indication de l'uréthrotomie a été mise en relief par MM. Perrin et Dolbeau, dans la discussion à la Société de chirurgie à laquelle nous avons déjà plusieurs fois fait allusion (v. Comptes-rendus, loc. cit.; v. aussi Reverdin, loc. cit. p. 85). Une distinction importante a été formulée alors par M. Dolbeau, et je crois qu'elle est admise sans conteste, entre la *rétention d'urine aiguë*, plus ou moins complète, ordinairement de courte durée, et la *rétention chronique partielle*. La première forme de rétention ne contre indique nullement la dilatation temporaire; c'est un accident qui peut survenir à la suite d'excès alcooliques ou par l'influence du froid dans les cas de rétrécissements peu étroits, les plus favorables à l'emploi de la dilatation. L'indication, en pareil cas, consiste à faire pénétrer une bougie ou une sonde jusque dans la vessie, ce qui n'offre pas de grandes difficultés le plus souvent, et à *laisser l'instrument à demeure*, pour peu que son introduction ait été difficile et laborieuse. L'urine s'écoulera le long de la bougie, quelque volumineuse que soit celle-ci par rapport au calibre du rétrécissement; la vessie se videra et l'on sera libre de continuer, par la dilatation temporaire, le traitement qu'on avait dû inaugurer par l'emploi de la bougie à demeure.

La *néphrite* (*pyélo-néphrite interstitielle chronique* avec *poussées aiguës*), avons-nous dit en parlant de la fièvre uréthrale, peut quelquefois être diagnostiquée à l'avance; en pareil cas, tout emploi de sondes et de bougies doit être réduit au minimum, et, en même temps, le cours des urines, dont l'obstruction, remontant déjà à une époque éloignée a été l'origine de l'altération rénale, le cours des urines, disions-nous, doit être rétabli. La dilatation est donc contre indiquée d'une manière immédiate. L'uréthrotomie est-elle indiquée en pareil cas? M. Guyon (1) le pense; évi-

(1) Dans sa leçon clinique du 7 juin il dit, en parlant de l'uréthrotomie interne : « La néphrite n'est plus une contre indication qui m'arrête. »

demment, si l'état général du malade était tel que la moindre intervention opératoire dût être pour lui le coup de grâce, il faudrait s'abstenir de toute opération. Mais, si l'état général permettait au chirurgien d'espérer que le malade pût encore offrir quelque fonds de résistance, il devrait alors agir, en se proposant, non pas de guérir son malade, mais de prolonger un peu son existence. Dans ce cas, c'est à l'uréthrotomie qu'il faudrait avoir recours; jamais, à coup sûr, à la dilatation.

Mais pour ne pas scinder cette partie de mon sujet, j'ajourne la discussion de la conduite à tenir, au paragraphe suivant, où il sera question des contre-indications secondaires,

Ce sont celles, avons-nous dit, qui ne se trahissent que dans le cours même de l'application de la dilatation. La continuation de ce procédé peut être contre-indiquée : 1° par l'insuccès flagrant de son emploi; 2° par les accidents plus ou moins graves qu'il occasionne.

a. *Impuissance du procédé.* — Nous connaissons suffisamment les deux catégories de rétrécissements qui ont pour caractère d'être réfractaires à la dilatation; les uns, les *rétrécissements irritables*, refusent obstinément de se prêter à l'augmentation graduelle du diamètre des bougies, qu'on introduit à chaque séance; veut-on les prendre par la *douceur*, la dilatation ne fait aucun progrès; veut-on avoir recours à un léger degré de force pour arriver à franchir le numéro auquel le traitement stationne, il se déclare des accidents qui nécessitent des temps de repos, à la suite desquels il se trouve souvent que le rétrécissement a rétrogradé de plusieurs numéros, qui avaient été péniblement conquis. En pareil cas, il serait permis de faire un court essai de l'action de la bougie à demeure; en cas de nouvel insuccès, l'uréthrotomie interne lèverait toutes les difficultés.

Les rétrécissements *résilients*, plus rares, sont caractérisés, avons-nous dit, par une tendance à la récidive telle que le malade en est réduit à la nécessité de se pratiquer une dilatation temporaire sans fin, pour empêcher la coarctation de se resserrer. Les *méthodes de force* trouvent également ici une application utile.

Est-il possible, dans un cas donné, de reconnaître d'*avance* si l'on n'a point affaire à un rétrécissement de nature à être réfractaire à la dilatation? Pour ce qui est des rétrécissements élastiques, de la catégorie dont il vient d'être question, je ne connais aucun caractère qui permette de les distinguer, à part leur résistance à la dilatation; ils sont, du reste assez rares; mais pour les rétrécissements irritables, je crois qu'on les rencontrera surtout parmi les cas de *coarctations étroites*, *invétérées et récidivées* que nous avons décrites comme contre-indiquant d'avance, jusqu'à un certain point, l'application de la dilatation temporaire.

b. *Contre-indications tirées des accidents* que cause la dilatation : à propos des accidents auxquels j'ai dû consacrer un chapitre, j'ai indiqué pour chacun d'eux la conduite qui semblait devoir être suivie par le chirurgien; toutes les *complications phlegmasiques* un peu aiguës, indiquent au moins la cessation momentanée de l'emploi des bougies ; mais je crois qu'il n'est guère que deux des accidents qui puissent obliger le chirurgien à *renoncer complétement à la dilatation.*

1° *La cystite* survient bien plus souvent pendant l'emploi de la sonde à demeure, que par l'effet du passage des bougies; tant qu'elle existe, elle contre-indique la dilatation, et si on croyait devoir craindre une récidive de cette complication à la reprise du traitement, mieux vaudrait, après apaisement de phénomènes aigus, recourir à l'uréthrotomie interne, qui, elle, n'est pas contre-indiquée par l'existence de la cystite; c'est aujourd'hui l'opinion de M. Guyon(1).

(1) M. Tillaux, en traitant de l'uréthrotomie interne (Thèse d'agréga-

2° *La néphrite chronique*, dont les poussées aiguës (suscitées par l'irritation partant de la muqueuse uréthrale), donnent lieu aux accès de *fièvre uréthrale grave*, peut parfois être *diagnostiquée d'avance* sans que le chirurgien soit dans la nécessité, pour être éclairé sur son existence, d'attendre qu'une intervention opératoire ait donné à l'affection chronique un coup de fouet, en déterminant l'explosion d'un accès de frissons et de fièvre.

Voici, en abrégé, l'appareil de symptômes qui doit engager le chirurgien à rejeter l'emploi des bougies, et qui le met, je crois, dans la nécessité, ou de se résigner à l'expectation plus ou moins déguisée, ou de recourir hardiment à l'uréthrotomie interne.

Le malade, affecté depuis de *longues années* (1) d'un rétrécissement étroit qui a nécessité à de nombreuses reprises l'*introduction d'instruments* divers dans l'urèthre, présente un *état général détérioré*; il a une tendance aux accès fébriles irréguliers avec frissons et sueurs, survenant sans cause appréciable; il y a de la douleur et de la sensibilité de la région rénale, s'irradiant parfois dans la cuisse du côté correspondant; *les urines* sont muco-purulentes au moment de l'émission, et deviennent rapidement ammoniacales et visqueuses. Au microscope, elles présentent de globules de pus et de sang, des cellules épithéliales rénales, et des cristaux de

tion, 1863) a formulé, parmi ses conclusions pratiques, les contre indications suivantes :

« 1° L'uréthrotomie est contre indiquée toutes les fois que la dilatation est possible sans son concours ;

« 2° Elle est contre-indiquée si le malade est atteint de néphrite, ou s'il a une cystite avancée, des abcès au périnée, dans la prostate, ou si sa constitution est trop débilitée.» — N'oublions pas que l'uréthrotomie était encore à l'essai pour la majorité des chirurgiens à cette époque ; M. Guyon, qui est aujourd'hui d'une opinion toute différente, était alors du même avis que M. Tillaux ; mais une expérience plus longue des résultats de la dilatation et de l'uréthrotomie a modifié sa pratique dans le cas dont il s'agit.

(1) Basham, Renal diseases, London 1870.

triple phosphate; parfois, peut-être, trouve-t-on des moules fibrineux (1) englobant des globules rouges du sang. (?)

Mais à côté de ces cas assez nettement caractérisés, il y en a d'autres, nous l'avons dit, à propos de la fièvre uréthrale, où presque tous ces signes font défaut; ou bien, dans lesquels il est impossible de faire le départ des symptômes qui relèvent de l'affection uréthrale invétérée, et de ceux qui pourraient être attribués à une altération chronique des reins. « Dans ces cas, le diagnostic doit être basé principalement sur ce fait : à savoir, l'existence de difficultés de la miction datant de plusieurs mois ou de plusieurs années..... »

« .... Le diagnostic doit se tirer des antécédents du malade » (2). Voilà une nouvelle justification des plus péremptoires, de la contre-indication déjà formulée qui résulte du caractère invétéré du rétrécissement très-étroit.

Enfin, dans un certain nombre de cas, la *fièvre uréthrale* se déclare comme *complication inattendue pendant le cours de la dilatation*. En pareil cas, on doit tout de suite renoncer à la continuation du traitement par ce moyen, jusqu'à l'*apaisement complet de tous les phénomènes aigus*; deux cas types peuvent alors se présenter :

1° *Les accidents aigus ont une durée très-courte*; ils disparaissent promptement; au bout de quelques heures, d'un ou deux jours au plus, le malade revient à son état général habituel; aucun signe ne reste qui puisse faire croire *après*, pas plus qu'avant l'invasion des accidents, qu'il y ait une altération chronique des reins; alors on peut admettre qu'il ne s'agit que d'une *congestion rénale passagère* due à l'influence inaccoutumée du cathétérisme; on peut alors espérer que la muqueuse uréthrale, pourra s'accoutumer peu à peu au contact des instruments, et, en multipliant toutes

(1) V. Thompson in Holmes, syst. of surgery, vol. IV, p. 880. — Le même : Practical lithotomy and lithotrity, 1871, p. 255.

(2) Basham, loc. cit., p. 92.

les précautions, on pourra de nouveau s'adresser, pour l'achèvement du traitement, à la dilatation temporaire, autant que possible sans séjour des bougies.

2° Dans d'autres cas, au contraire, apparaissent les phénomènes qui caractérisent la *forme grave de la fièvre uréthrale*, lesquels, avons-nous dit, sont symptomatiques d'une pyélo-néphrite invétérée. En admettant qu'on eut, non pas la certitude que les reins sont malades, mais seulement un soupçon ou une présomption quelque peu fondée, à cet égard, alors on devrait renoncer entièrement à la dilatation par les bougies, comme étant un *moyen d'intervention positivement néfaste.*

Avec M. Guyon, et M. Reverdin, je crois non-seulement que l'uréthrotomie interne n'est *pas contre indiquée* dans ces cas ; je pense, qu'appliquée à propos, elle sera *positivement utile.*

B. *Dilatation permanente.* 1° *Indications générales* : Ce procédé mérite très-rarement d'être préféré à l'uréthrotomie interne, à moins que ce ne soit pour être employé d'une manière accessoire, et comme *adjuvant* épisodique des autres moyens de traitement.

Ainsi, *quand la dilatation temporaire échoue* (rétrécissements irritables) on peut essayer l'influence qu'aura le séjour de la bougie pendant quelques jours, en ayant, bien entendu, la précaution, déjà recommandée ailleurs, de ne laisser à demeure qu'une bougie d'un calibre relativement peu considérable. — On devrait se tenir prêt à enlever la bougie dès l'apparition des accidents, qui sont, comme on le sait, bien plus souvent occasionnés par l'emploi de ce procédé que par la dilatation temporaire.

Comme *traitement préparatoire* aux méthodes qui nécessitent l'introduction d'une bougie conductrice (uréthrotomie de Maisonneuve, divulsion) ce procédé est souvent utile, surtout quand le chirurgien est désireux de ne rencontrer aucune difficulté au moment de procéder à l'opération; une fine bougie laissée à demeure pendant un ou deux jours aura pour effet de rendre l'introduction de la bougie conductrice très-facile au moment voulu.

L'uréthrotome de *Civiale*, par le volume de son olive terminale qui doit pouvoir franchir le rétrécissement à inciser, nécessite l'emploi d'un certain degré *de dilatation préparatoire.* La coarctation doit pouvoir admettre au moins une bougie n° 12 pour que l'emploi de l'instrument de Civiale soit possible.

Comme la dilatation permanente agit *rapidement et sûrement*, et comme le peu de durée des résultats qu'elle donne n'a ici aucun inconvénient, c'est à elle qu'il faut s'adresser en pareil cas.

2° *Contre indications* : celles-ci se tirent toutes des *désavantages* que nous avons reconnus à la dilatation par les instruments à demeure; ce sont surtout les *accidents* qu'elle détermine et le peu de durée des résultats qui doivent engager le chirurgien à lui préferer les *méthodes de force*, dans presque tous les cas où on pourrait hésiter entre celles ci et la dilatation permanente.

CONCLUSIONS.

1. La dilatation temporaire, lorsqu'elle est appliquée conformément aux indications, et suivant les règles, est un bon traitement pour les rétrécissements simples, d'origine plus ou moins récente, et non traumatique, n'ayant pas subi de traitement antérieur.

Elle donne encore des résultats très-satisfaisants dans un certain nombre de cas qui ne remplissent pas toutes ces conditions, surtout si on a recours au procédé qui consiste à laisser séjourner la bougie de cinq à quinze minutes, au lieu de l'enlever immédiatement.

2. Elle est d'une *innocuité* presqu'absolue lorsqu'elle est employée conformément aux règles.

3. *La durée du traitement*, en moyenne de vingt-huit jours, ne dépasse guère celle des autres méthodes, surtout si on tient compte des soins préparatoires et consécutifs que celles-ci nécessitent presque toujours.

4. Ce procédé a le précieux avantage de ne *pas condamner les malades au lit*; le malade de ville peut continuer à vaquer à ses affaires, tout en subissant le traitement, qui n'exige qu'une visite au médecin tous les deux ou trois jours, de quelques minutes de durée; l'ouvrier peut se faire soigner à la consultation de l'hôpital, sans interrompre son travail, sans qu'il devienne nécessaire de lui donner un lit.

5. La dilatation ne doit pas avoir la prétention de *guérir* radicalement les rétrécissements, pas plus que ne le font les autres méthodes de traitement; celles-ci, comme celle-là, doivent être suivies de *soins consécutifs*, prolongés indéfiniment; toutes les méthodes de traitement sont suivies de récidives plus ou moins promptes, lorsque le traitement consécutif est négligé par les malades.

Les *récidives* ne sont ni plus fréquentes, ni plus promptes après le traitement par la dilatation, qu'après l'emploi des autres méthodes.

6. Les effets curatifs de la dilatation temporaire ne se produisent pas instantanément; mais ils vont en se développant *graduellement*; par conséquent, la dilatation temporaire ne convient pas dans les cas où il est urgent de *rétablir immédiatement le cours des urines*.

Dans ces cas l'uréthrotomie interne ou la divulsion doivent lui être préférées.

7. La dilatation temporaire est *impuissante* contre les rétrécissements dits *irritables*; on doit y renoncer dans ces cas, après avoir tenté, toutefois, l'action adjuvante d'un certain degré de séjour de la bougie; elle est également impuissante contre les rétrécissements *élastiques*.

8. Ce procédé est *nuisible* dans certains cas où le traitement vient à être compliqué d'accidents phlegmasiques, et surtout dans les cas où il y a des *altérations chroniques des reins*.

L'uréthrotomie interne convient généralement alors, et constitue le meilleur traitement à la fois du rétrécissement, et de l'affection rénale.

9. La *dilatation permanente* est un procédé qui ne mérite point d'être appliqué d'une manière générale.

10. Elle n'a aucun des avantanges du premier procédé, ni son innocuité relative, ni son efficacité au point de vue de la durée des résultats; ce traitement est tout aussi assujettissant pour le malade que les méthodes plus radicales, auxquelles il ne doit guère être préféré.

11. Ce procédé a *l'avantage de produire rapidement et sûrement la dilatation* des rétrécissements, sans toutefois qu'on puisse compter sur le maintien du résultat, tellement la récidive est prompte.

Grâce à ce dernier avantage, ce procédé réussit quelquefois dans le traitement des rétrécissements, là où le procédé temporaire a échoué; associé, comme élément *accessoire*, à d'autres moyens de traitement, il peut rendre des services, soit au début, ou dans le cours de la dilatation temporaire (rétrécissements qu'on a eu beaucoup de peine à franchir; rétrécissements irritables); soit comme *traitement préparatoire* avant l'emploi des méthodes de force (uréthrotomie interne de Maisonneuve ou de Civiale, divulsion).

Observation I (personnelle).

Rétrécissement de l'urèthre. Dilatation sans séjour jusqu'au no 11. Dilatation avec séjour jusqu'au no 17. Durée totale du traitement : trente-neuf jours.

Le nommé Péchet, fermier, âgé de 46 ans, entre à l'hôpital Necker (Salle St-Vincent), service de M. Guyon, le 2 février 1873.

Ce malade nous raconte qu'il a eu une première chaudepisse en 1845 et une autre en 1857, à la suite desquelles il a eu plusieurs accès de rétention d'urine. Depuis quelques années, il souffre d'un écoulement uréthral chronique.

5 février : *Etat actuel.* — M. Guyon procède à l'exploration méthodique de l'urèthre, au moyen de la bougie exploratrice à boule n° 16. En palpant le périnée, il constate que la boule se trouve arrêtée au niveau de la base du scrotum. Il la retire et introduit le n° 12, qui franchit le rétrécissement, mais cette bougie s'arrête à son tour un peu plus loin. En la retirant, on éprouve la sensation de deux ressauts. Le même résultat a lieu après l'introduction successive des bougies n°s 10, 8 et 6. La bougie n° 5 au contraire franchit l'obstacle et parcourt toute la longueur du canal de l'urèthre, mais elle est serrée.

Le 6. Le n° 5 est de nouveau introduit; en le retirant on remarque au méat l'écoulement de quelques gouttes de sang. Le n° 6 entre facilement, mais est serré.

Le 7. La bougie n° 6 parcourt toute la longueur du canal. Le n° 7 ne peut franchir les rétrécissements. Il s'arrête au bulbe.

Le 8. Le n° 6 passe.

Le 9. Les n°s 6 et 7 passent.

Le 10. Les n°s 7 et 8 passent avec un peu de frottement.

Le 11. Les n°s 8 et 9 passent.

Le 12. Le n° 9 passe facilement; le n° 10 difficilement; toutes ces bougies sont retirées immédiatement après leur introduction.

Le 13. Les n°s 10 et 11 sont introduits et passent, mais on ne les laisse pas séjourner.

Le 14. Le n° 11 est très serré quand on l'introduit.

Le 15. La bougie n° 11 s'engage profondément dans le rétrécissement, mais elle ne le franchit pas complètement, M. Guyon se décide à attendre jusqu'à demain.

Le 17. Le n° 11 passe, mais pas très facilement.

Le 19. Le n° 11 est toujours serré en passant. On laisse le n° 10 à demeure pendant 30 minutes, puis on le retire sans faire aucun autre essai.

Le 20. Le n° 11 passe mieux qu'hier, mais pas encore facilement. Le séjour de la bougie n° 10 pendant 30 minutes hier paraît avoir donné quelque chose. Le n° 10 est encore laissé à demeure pendant 10 minutes. On introduit alors le n° 11, qui paraît passer un peu mieux qu'auparavant.

Le 21. M. Guyon, voyant que la dilatation ne fait pas de progrès, se décide à laisser la dernière bougie une demi-heure tous les jours. Il laisse à demeure aujourd'hui pendant 40 minutes le n° 10.

Le 22. Le n° 10 passe facilement. Le n° 11 aussi, mais ce dernier est un peu serré. Séjour d'une demi-heure.

Le 23. Le n° 10 passe facilement. Le n° 11 de même, mais il est un peu serré. Séjour d'une demi-heure.

Le 24. Le n° 11 passe bien; à sa sortie, il est suivi d'une grosse goutte purulente. Le n° 12 passe bien aussi. Séjour d'une demi-heure.

Le 26. Le n° 12 passe. Séjour du n° 13 pendant une demi-heure.

Le 27. Les n°s 12 et 13 passent. Séjour du n° 13 pendant une demi-heure.

Le 28. Le n° 13 passe. M. Guyon cherche à introduire le n° 14, qui est si serré qu'il n'y parvient pas. Il le retire, et laisse le n° 13 à demeure pendant une demi-heure. Après sa sortie, il fait passer le n° 14.

Le 29. Les n°s 13 et 14 passent, le 14 assez facilement mais il est un peu serré.

Le 1er mars. Les n°s 13 et 14 passent bien. Séjour du n° 14 pendant une demi-heure.

Le 2. Le n° 14 n'entre pas facilement. Il est très-serré. Le n° 13 pénètre facilement; on le retire, et cette fois le n° 14 entre plus facilement on le laisse à demeure pendant une demi-heure.

Le 4. Le n° 13 passe facilement, le n° 14 avec frottement.

Le 5. Les n°s 13 et 14 passent facilement. Le n° 15 est très serré. Séjour d'une demi-heure.

Le 6. Le n° 14 passe bien. Le n° 15 passe aussi, mais semble remplir le canal; on le laisse pendant une demi-heure.

Le 7. Les n°s 14 et 15 passent facilemet. Séjour du n° 15 pendant une demi-heure.

Le 8. Les n°s 15 et 16 passent; le 16 est très serré. Séjour d'une demi-heure.

Le 9. Les n°s 15 et 16 passent mieux qu'hier, mais le n° 16 est encore un peu serré. Séjour d'une demi-heure.

Le 10. Les n°s 15 et 16 passent encore. Séjour d'une demi-heure du n 16. A sa sortie quelques gouttes de sang s'échappent.

Le 13. Les nos 15 et 16 passent. Séjour d'une demi-heure.

Le 14. Les n°s 16 et 17 faible. Le 17 passe bien. Séjour d'une demi-heure.

Le 15. Le n° 17 est mis à demeure pendant une demi-heure.

Le 16. Les n°s 16 et 17 sont introduits. Le malade sort guéri.

Observation II (personnelle).

Rétrécissement uréthral, traité par la dilatation sans séjour de la bougie. Guérison rapide.

Le nommé Derenaucourt, mécanicien s'est présenté à la consultation de M. Guyon.

Ne pouvant entrer à l'hopital, il a reçu la permission de venir tous les deux jours la salle St-Vincent pour suivre son traitement. Il est âgé de 40 ans.

Antécédents : Le malade croit avoir eu une chaudepisse il y a 15 ans, mais la description qu'il en donne, laisse subsister des doutes sur l'exactitude de ce renseignement; il aurait guéri sans traitement. Il ajoute qu'il éprouve souvent des besoins impérieux d'uriner, pendant le jour surtout, et qu'il est dérangé la nuit toutes les heures. La miction dure longtemps; elle est difficile et douloureuse; le jet est petit et misérable Le malade fait souvent des efforts pour uriner sans pouvoir rien rendre; l'urine est claire, dit-il, et ne contient jamais de sang.

21 janvier. *Etat actuel* : Le jet est en effet misérable.

M. Guyon fait une exploration avec des bougies à boules.

Les nos 19, 16, 13, 10 ne passent pas; le no 8 s'arrête à la portion membraneuse, où on sent un rétrécissement assez dur.

Le no 7 franchit cet obstacle, en donnant lieu à la sensation d'un léger frottement.

M. Guyon se décide à faire la dilatation temporaire sans laisser séjourner les bougies, et puisque ce malade ne peut pas entrer à l'hôpital, il est convenu qu'il viendra tous les deux jours à la salle St-Vincent pour se faire traiter.

Le 22. Le no 6 passe; on le retire immédiatement.

Le 24. Les nos 6 et 7 passent; on les retire de suite. Le malade constate une amélioration dans son état depuis hier. Il urine mieux et moins souvent.

Le 26. Les nos 7 et 8 passent. On laisse cette dernière bougie 5 minutes. Le malade n'a uriné que 5 ou 6 fois hier et il a bien dormi sans éprouver des besoins d'uriner.

Le 28. Les nos 8 et 9 y passent.

Le 30. Le no 9 passe facilement, le 10 avec un peu de frottement.

Le 1er février. Les nos 9, 10, 11 passent facilement. Le malade n'a uriné que 5 ou 6 fois hier et n'a pas été dérangé la nuit. Il dit qu'après la séance d'hier il a éprouvé de la cuisson dans le canal.

Le 4. Les nos 11 et 12 passent facilement, mais exigent un peu d'insistance pour les faire pénétrer.

Le 6. Les nos 12 et 13 passent facilement.

Le 8. Le no 13 passe. Le malade raconte qu'à la suite de la dernière séance il a rendu quelques gouttes de sang. M. Guyon lui recommande de venir dimanche prochain, ce qui lui donnera deux jours de repos.

Le 11. Le no 13 passe facilement, le no 14 est un peu serré.

Le 16. Le malade a été travailler à la campagne. Il n'a éprouvé aucune fatigue. Il urine à peu près normalement. Les bougies nos 14 et 15 passent facilement.

Le 21. Le no 16 passe; le 17 est un peu serré.

Le 23. Le no 17 est un peu serré. On laisse la bougie à demeure pendant 20 minutes.

Après l'avoir retirée, le no 18 entre avec la plus grande facilité, plus facilement même que le no 17 ne l'avait fait au commencement de la séance; séjour du no 17 pendant 10 minutes. Au moment de retirer la bougie, elle n'est plus serrée.

Le jet d'urine est très satisfaisant aujourd'hui. Le malade urine moins souvent, 3 ou 4 fois seulement dans le courant de la journée.

Il n'a jamais éprouvé ni frisson, ni fièvre pendant toute la durée du traitement.

Le 25. Les nos 18 et 19 passent.

Le 28. Les nos 19 et 20 passent.

Le 1er mars. Les nos 20 et 21 passent. Le malade nous quitte, emportant avec lui une bougie no 18 qu'il doit se passer tous les 8 jours, puis plus tard tous les quinze jours.

Observation III (personnelle).

Rétrécissement ancien récidivé après traitement par la dilatation (soins consécutifs négligés). Insuccès de la dilatation temporaire (rétrécissement irritable) et de la dilatation permanente (cystite). Refus prolongé de subir l'uréthrotomie interne, à laquelle il finit par consentir.

Le 9 mars 1872 le nommé Guillon, employé, âgé de 31 ans, est entré à l'hôpital Necker, salle St-Vincent no 7, service de M. Guyon.

Antécédents : Ce malade nous raconte qu'il a eu plusieurs chaudepisses, et a conservé à leur suite « une goutte. » Il a éte traité, il y a deux ans, par la dilatation simple; on est allé jusqu'au no 16. Depuis, au mois d'avril 1871, il a été soigné dans le service de M. Guyon, mais le traitement a été incomplet. On lui avait conseillé de se sonder avec le nº 15. Il négligea de le faire.

Etat actuel. Il urine avec difficulté; le jet est petit et misérable ; le malade ne veut pas entendre parler de l'uréthrotomie.

Le 11 mars. M. Guyon fait une exploration avec la bougie à boule, le nº 18 est arrêté au méat; le nº 15 est arrêté au niveau du bulbe; le nº 8 de même; le nº 7 est très serré, mais franchit le canal, qui est très dur.

Le 12. On passe la bougie nº 7.

Le 13. Le nº 7 passe. Le 8 ne passe pas. Séjour du nº 7 pendant une demi-heure.

Le 14. Le nº 8 s'engage, mais ne passe pas. M. Guyon se décide alors à faire la dilatation permanente en commençant par le nº 5 qu'il laisse à demeure.

Le 15. La bougie est bien tolérée. Rien de particulier.

Le 18. On essaye de faire passer le nº 8, mais quoique engagé, il ne pénètre pas. Jusqu'ici, il n'y a presque rien de gagné. On remet la bougie nº 5 et on la laisse à demeure.

Le 20. Le malade qui est tourmenté par des envies d'uriner à chaque instant, retire sa bougie, qui était restée pendant 36 heures.

Le 21. La bougie nº 8 passe facilement. Le nº 9 passe, mais il est serré ; on laisse le nº 9 à demeure pendant une demi-heure. Le soir il y a manque d'appétit, et un peu de fièvre.

Le 22. Petit mouvement fébrile. On ne fait rien.

Le 23. L'appétit est complètement revenu. M. Guyon remarque que l'uréthrotomie est indiquée dans ce cas, mais on ne peut y songer, car le malade s'y oppose absolument.

Le 25. Le nº 8 est introduit; puis le nº 9 passe facilement. M. Guyon fait remarquer que cette bougie nº 9 passe plus facilement à la fin du petit accès de fièvre, qu'elle ne le faisait avant; ce fait n'est pas exceptionnel, l'accès de fièvre ayant souvent pour effet d'accélerer la dilatation; de sorte qu'après l'accès, le canal, loin d'avoir perdu de la largeur, en a gagné.

Le 26. Le nº 9 passe.

Le 28. Le nº 9 est introduit. Séjour du nº 10 pendant une demi-heure.

Le 29. Le nº 9 passe. Séjour du nº 10 pendant une demi-heure.

Le 30. Le nº 9 passe. Le nº 10 ne passe pas.

1er avril. On introduit les nºs 9 et 10 sans les laisser séjourner.

Le 2. Le malade dit avoir perdu quelques gouttes de sang à la suite de la séance d'hier et n'a pu uriner.

Le 3. Les nºs 9, 10 passent sans séjour.

Le 4. Le no 10 passe. Le no 11 est introduit; cette bougie est très-serrée; elle s'engage mais ne passe pas. On laisse le no 10 à demeure pendant 20 minutes. En la retirant, le no 11 ne passe pas davantage.

Le 5. Le no 10 passe. On introduit une bougie no 11 faible qui est fortement serrée, et ne pénètre pas. On remet le no 10, et on le laisse à demeure pendant une demi-heure. Puis on introduit de nouveau le no 11 qui passe cette fois. Séjour du no 11 pendant une demi-heure.

Le 6. La bougie no 10 passe; le no 11 ne passe pas. On met le no 10 à demeure pendant une demi-heure.

Le 7. Le no 10 passe facilement. Le no 11 s'engage et refuse d'avancer.

Le 9. Les nos 10 et 11 passent.

Le 10. Le no 11 ne passe pas.

Le 11. Le no 10 passe. La bougie no 11 est serrée, mais elle est gardée pendant une demi-heure.

Le 12. Le no 11 passe; le no 12 est serré.

Le 13. Le no 11 passe, le no 12 est serré.

Le 15. Les nos 11 et 12 passent; il est évident que ce malade devrait subir l'uréthrotomie interne. On gagne très-peu de terrain avec la dilatation permanente. Ce traitement occasionne chez lui de la cystite, mais il refuse toujours de se laisser opérer.

Le 22. On continue toujours le même traitement. Le no 12 passe bien. Le no 13 ne peut pas passer. On fait tous les jours des essais d'introduction.

Le 23. On place à demeure une bougie no 3.

Le 25. Il a gardé la bougie sans éprouver des envies trop fréquentes d'uriner; on retire la bougie fine et la bougie no 13 fort passe, serrée; le no 14 faible passe; on retire cette dernière bougie, et on remet le no 3 à demeure.

Le 26. La bougie fine reste à demeure.

Le 27. On retire la bougie no 3. Le no 14 passe, mais avec peine.

Le 29. Légère épididymite à droite.

Le 2 mai. *Exeat*. Le malade refuse toujours de se soumettre à l'uréthrotomie interne, qui est toujours de plus en plus indiquée; comme on le presse de se laisser opérer, il demande à s'en aller.

29 juillet. Ce malade rentre à l'hôpital.

Il pisse encore avec jet. La bougie explorative à boule no 10 ne passe pas; la bougie no 8 ne passe pas non plus; le no 6 passe facilement.

Le 27. Le malade se décide à être opéré.

M. Guyon pratique l'*uréthrotomie* avec l'instrument de M. Maisonneuve (lame no 23).

A l'opération, on constate l'existence d'un rétrécissement au méat, et de deux autres à la portion bulbeuse; on place la sonde no 16 à demeure pendant 36 heures.

Le 29. Pas de fièvre. La sonde est restée à demeure jusqu'à hier soir; miction facile et sans douleur.

1er aout. M. Guyon pratique le débridement du méat avec l'instrument de Civiale.

Le 9. Aujourd'hui a lieu le premier cathétérisme depuis l'opération; on passe le no 16. Bon état sous tous les rapports.

10 aout. On passe le no 17. Le malade est encore en traitement.

Observation IV (personnelle).

Rétrécissement uréthral avec récidives multiples après uréthrotomie ininterne, ayant été opéré à deux reprises, par Civiale (en 1856 et 1861). Récidive après chaque opération. Insuccès de la dilatation appliquée à deux reprises en 1868. Divulsion (M. Voillemier) en 1869. Guérison.

Le 20 juillet 1869, est entré à l'Hôtel-Dieu (salle St-Côme, no 16, service de M. Voillemier), le nommé Adam âgé de 61 ans, tourneur sur bois.

Ce malade entre pour un ancien rétrécissement de l'urèthre.

Antécédents : Il a toujours joui d'une bonne santé, sauf de fréquentes chaudepisses et le retrécissement qui s'en est suivi.

La première chaudepisse survint à l'âge de 17 ans; il s'est traité lui-même pour cette blennorrhagie, ainsi que pour quatre ou cinq autres qu'il eut plus tard. Ainsi il a eu de 5 à 6 chaudepisses en tout, la dernière datant de près de 20 ans. Le traitement a été le même chaque fois, d'abord des tisanes jusqu'à diminution de l'écoulement, puis une seule dose de Copahu; avec cela des injections d'eau de guimauve, mais il n'a jamais fait de traitement suivi au copahu ou au cubèbe. Il n'a jamais fait d'injections astringentes ou caustiques.

Dès l'âge de 25 ans il dit s'être aperçu que son jet d'urine était modifié.

Vers 1835, ayant alors 27 ans, il entra à l'hôpital de la Clinique; c'est alors qu'il a été sondé pour la première fois avec une fine bougie.

A partir de ce moment, il fit plusieurs séjours dans différents hôpitaux. Pour tout traitement, on lui mettait des bougies à demeure, sans amélioration de son état jusqu'en 1856.

C'est alors qu'il entra à l'hôpital Necker, service de M. Civiale, ayant eu, dit-il, la fièvre depuis plusieurs mois, ayant beaucoup maigri et ne pouvant uriner que goutte à goutte, très-lentement et avec de grands efforts. Civiale le garda un mois en lui passant tous les jours une bougie, sans la laisser à demeure. Puis il lui pratiqua l'uréthrotomie interne.

Le malade avait, dit-il, deux rétrécissements, et on pratiqua à chacun de ceux-ci quatre incisions, en faisant f aire à l'instrument un quart de tour à chaque incision.

L'opération terminée, on passa une grosse sonde (*de* 6 *ou* 8 *millimètres*) qui fut laissée à demeure 18 heures. Trois semaines plus tard il sortit guéri.

Il resta quatre ans sans souffrir de nouveau, mais en 1860 il commença à uriner avec peine, et au bout d'un an, il était retombé à peu près au même état qu'avant d'être opéré.

En 1861, *nouvelle opération* par Civiale, seulement cette fois, dit le malade, la paroi du canal fut incisée dans toute sa longueur d'arrière en avant; hémorrhagie considérable; sonde volumineuse laissée à demeure environ 18 heures; nouvelle guérison.

Après chaque opération, le malade pissait droit et loin, à gros jet.

Une fois sorti de l'hôpital, le malade négligea de se sonder de temps en temps, comme l'avait recommandé Civiale.

Au bout de trois ans, le jet d'urine commença à devenir plus faible.

En 1868, au mois de mai, il fut soigné par M. Guyon, à Necker, puis par M. Dolbeau, puis par M. Cusco. Ceux-ci essayèrent tous de la dilatation temporaire, mais sans grande amélioration.

Cependant la santé générale n'est pas détériorée ; il mange et digère bien, et se dit encore robuste. Il n'a ni fièvre, ni frissons.

Le 13 juillet. M. Voillemier passe une bougie en gomme de 1 millim. (n° 3 Charrière).

Le 15. Il passe la même bougie sans difficulté.

Le 16. *Etat actuel* : Le malade commence à grisonner, mais il est assez bien musclé, ni gras, ni maigre. Il ne souffre d'aucune douleur sauf une légère cuisson après la miction, vers le col de la vessie. Il ne pisse pas trop fréquemment, souvent il ne pisse pas du soir au matin. Jamais d'hématurie.

Le jet d'urine n'est pas excessivement fin, mais il est projeté avec peu de force; après que le malade a fini de pisser et que le jet a cessé, il sort encore, mais lentement, quelques gouttes d'urine.

M. Voillemier passe une bougie de 3 millim. (n° 9) une bougie à boule est arrêtée à une profondeur de 8 centimètres.

Le 22. *Divulsion* : M. Voillemier fait d'abord une tentative de divulsion graduelle avec un nouveau divulseur (1) marchant à pas de vis dont il voulait faire l'essai. Le malade accuse peu de douleur. Lorsqu'on a fait parcourir au mandrin toute la longueur du pas de vis, on retire l'instrument, et on essaye d'introduire une grosse sonde de 8 millim.; celle-ci ne pénètre pas. Alors M. Voillemier opère le rétrécissement avec son instrument, sans phénomènes particuliers.

On laisse à demeure une sonde de 8 millim. et on prescrit au malade 0,50 centigrammes de sulfate de quinine.

Le 23. Le soir, apyrexie absolue; pouls à 72; pas de frisson. Sulfate de quinine 0,50.

Le 24. Bon état; aucun accident. L'urine est claire. 1 gr. 50 de sulfate de quinine.

Le 13. Le malade sort *guéri*.

Ce malade étant revenu à l'Hôtel-Dieu au mois d'octobre 1870, on lui a introduit facilement une bougie de 7 millim. (nº 21). C'est à l'obligeance de mon ancien maître, M. Voillemier que je dois ce renseignement ultérieur.

(1) Modification allemande du divulseur Voillemier.

Paris. A. Parent, imprimeur de la Faculté de Médecine, rue Mr-le-Prince, 31.

HOPITAL NECKER

Service des Voies urinaires

STATISTIQUE GÉNÉRALE

DES CAS DE RÉTRÉCISSEMENT DE L'URÈTHRE

TRAITÉS

PAR

LA DILATATION TEMPORAIRE

Durée moyenne, etc.

NOTA. — Ce tableau ne comprend pas tous les cas de rétrécissement dont nous possédions des notes, encore moins tous les cas qui aient été traités dans le service de M. Guyon. Il contient tous les cas (au nombre de 70) dont nous possédions des notes suffisamment détaillées, pour pouvoir les utiliser dans cette étude statistique.

Nº d'ordre.	Nom.	Age.	Traitement actuel.	Nº à l'Entrée.	Nº à la Sortie.	Durée du Traitement.
1.	Brasy	50 ans	Dilatation simple	13	16	3 Nºs gagnés en 9 jours.
2.	Santerre	41	id. id.	8	14	6 " " 6 "
3.	Gérard	31	id. id.	6	18	12 " " 34 "
4.	Morival	28	Dilatation mixte. Séjour pendᵗ 10 minutes	6	18	12 " " 50 "
5.	Bigorgne	19	id. id. Séjour pendᵗ ½ heure	8	17	9 " " 20 "
6.	Fechner.......	44	Dilatation simple	14	19	5 " " 7 "
7.	Gedouin	35	Séjour de ½ heure à partir du Nº 13.	5	20	15 " " 54 "
8.	Chaussade	56	Séjour pendᵗ ½ heure à partir du Nº 13.	6	21	15 " " 59 "
9.	Legrand	59	Dilatation simple	12	21	9 " " 31 "
10.	Lemaistre.....	39	id. id.	6	18	12 " " 36 "
11.	Seulin	47	id. id.	7	13	6 " " 11 "
12.	de Roo	35	id. id.	15	21	6 " " 22 "
13.	Bricourt	64	id. id.	14	20	6 " " 14 "
14.	Pécher	46	Dilatation mixte. Séjour de ¾ d'heure à partir du Nº 11.	5	18	13 " " 39 "
15.	Guetta	48	Dilatation simple	7	18	11 " " 40 "
16.	Dognié	26	id. id.	15	20	5 " " 7 "
17.	Bouiller	39	id. id.	8	21	13 " " 20 "
18.	Hummel	40	id. id.	6	19	3 " " 30 "

N° d'ordre.	Nom.	Age.	Traitement actuel.	N° à l'Entrée.	N° à la sortie.	Durée du Traitement.
19.	Bellière	33 ans.	Dilatation simple.	6	12	6 N°s gagnés en 16 Jours.
20.	Legrand	45	Dilatation avec séjour.	13	20	7 " " 23 "
21.	Lecornu	45	id.	1	19	18 " " 45 "
22.	Thomas	58	id.	13	18	5 " " 24 "
23.	Chenier	24	id.	12	16	4 " " 23 "
24.	Picard	29	id.	10	15	5 " " 27 "
25.	Drouillard	46	id.	6	20	14 " " 44 "
26.	Sermonin	66	id.	6	14	8 " " 22 "
27.	Cordier	24	id.	7	12	5 " " 23 "
28.	Leroy	55	id.	6	16	10 " " 69 "
29.	Colon	56	id.	5	10	5 " " 38 "
30	Gaudard	39	id.	6	20	14 " " 53 "
31.	Monnery	24	id.	10	19	9 " " 33 "
32.	Ducomme	33	id.	14	19	5 " " 23 "
33.	Philippe	22	id.	15	19	4 " " 9 "
34.	Rivere	35	id.	8	12	4 " " 5 "
35.	Branas	48	id.	12	18	6 " " 19 "
36.	Alaux	60	id.	8	16	8 " " 9 "
37.	Roger	57	id.	5	17	12 " " 35 "
38.	Duval	41	id.	6	12	6 " " 13 "
39.	Beaud	50	id.	4	15	11 " " 25 "
40.	Moesner	28	id.	4	18	14 " " 56 "
41.	Boucher	57	id.	5	22	17 " " 36 "
42	Pette	33	id.	6	13	7 " " 22 "
43	Marer	60	id.	5	19	14 " " 52 "
44	Ancellen	44	id.	13	18	5 " " 5 "
45.	Ducasse	46	id.	5	8	3 " " 14 "
46.	Tachan	74	id.	6	12	6 " " 26 "

N° d'ordre.	Nom.	Age.	Traitement actuel.	N° à l'Entrée.	N° à la Sortie.	Durée du Traitement.
47.	Chevalier	33 ans	Dilatation avec séjour.	5	16	11 N°s gagnés en 23 Jours.
48.	Adam	60	id.	8	11	3 " " 11 "
49.	Durand	36	id.	7	20	13 " " 27 "
50.	Cieplowski	30	id.	7	10	3 " " 13 "
51.	Daubourg	64	id.	12	17	5 " " 20 "
52.	Seny	34	id.	12	20	8 " " 44 "
53.	Cuinet	45	id.	11	15	4 " " 10 "
54.	Rousseau	45	id.	4	15	11 " " 25 "
55.	Bedouin	33	Dilatation sans séjour	5	13	8 " " 13 "
56.	Steinetz	30	id.	8	21	13 " " 30 "
57.	Derenancourt ..	40	id.	6	21	16 " " 34 "
58.	Girard	31	Dilatation temporaire, séjour de 10 minutes.	6	18	12 " " 26 "
59.	Bracq	30	id. id. id. 10' id.	13	16	3 " " 5 "
60.	Cornu	38	id. id. court séjour	6	17	11 " " 22 "
61.	Huot	40	id. id.	15	22	7 " " 31 "
62.	Patrey	46	Dilatation permanente pendant 8 jours, puis Dilatation temporaire.	3	20	17 " " 38 "
63.	Girard	31	Dilatation temporaire	6	18	12 " " 41 "
64.	Rio	31	id. id.	13	18	5 " " 23 "
65.	Tonguon	47	id. id.	13	20	7 " " 33 "
66.	Lafuge	28	id. id.	8	19	11 " " 16 "
67.	Bonjard	45	id. id.	3	20	18 " " 32 "
68.	Boussanon ..	30	id. id.	13	20	7 " " 13 "
69.	Leloup	30	id. id.	13	13	3 " " 3 "
70.	Doran	30	id. id.	9	12	4 " " 18 "

Cette statistique, portant sur 70 cas, comparée avec soin, fournit les données suivantes sous forme de moyennes ayant trait à la durée du traitement

La durée moyenne générale du traitement a été de 28 jours

La durée moyenne par numéro gagné a été de 3 jours

Enfin le calibre moyen initial des rétrécissements soumis à la dilatation a été de 8 mil. ou 9 de la filière

www.ingramcontent.com/pod-product-compliance
Ingram Content Group UK Ltd.
Pitfield, Milton Keynes, MK11 3LW, UK
UKHW021212220726
13924UKWH00003B/1491